Dr VICTOR BENTZ

DE L'UNIVERSITÉ DE PARIS
ANCIEN INTERNE PROVISOIRE
DES HÔPITAUX DE PARIS
ANCIEN INTERNE DU SANATORIUM
DE SAINT-POL-SUR-MER

CONTRIBUTION A L'ÉTUDE

DE LA COMMUNICATION DES ABCÈS

PAR CONGESTION AVEC LES BRONCHES

PARIS

Jules ROUSSET

RUE CASIMIR-DELAVIGNE
ET 12, RUE MONSIEUR-LE-PRINCE
(anciennement 36 rue Serpente)

1903

CONTRIBUTION A L'ÉTUDE

DE LA COMMUNICATION DES ABCÈS

PAR CONGESTION AVEC LES BRONCHES

1

DU MÊME AUTEUR

Le *Genu recurvatum* dans la coxalgie. *Revue d'Orthopédie*, 1er mars 1902. (En collaboration avec le Dr Phocas).

Traitement de la paraplégie pottique par l'immobilisation dans le décubitus dorsal. *Revue d'Orthopédie*, 1er novembre 1902. (En collaboration avec le Dr Phocas).

Rapport sur le fonctionnement du service chirurgical du sanatorium de Saint-Pol-sur-Mer. *Nord Médical*, 1er et 15 septembre, 1er et 15 octobre 1902. (En collaboration avec le Dr Phocas).

La communication des abcès par congestion avec les bronches. *Presse Médicale*, 3 décembre 1902.

Quelques observations de rhumatisme tuberculeux chez des enfants. *Presse Médicale*, 15 août 1903.

Dᵣ Victor BENTZ

DE L'UNIVERSITÉ DE PARIS
ANCIEN INTERNE PROVISOIRE
DES HÔPITAUX DE PARIS
ANCIEN INTERNE DU SANATORIUM
DE SAINT-POL-SUR-MER

CONTRIBUTION A L'ÉTUDE

DE LA COMMUNICATION DES ABCÈS

PAR CONGESTION AVEC LES BRONCHES

PARIS

Jules ROUSSET

RUE CASIMIR-DELAVIGNE
ET 12, RUE MONSIEUR-LE-PRINCE
(anciennement 36 rue Serpente)

—

1903

A LA MÉMOIRE DE MON PÈRE

A LA MÉMOIRE DE MA MÈRE

A MA TANTE

TÉMOIGNAGE DE FILIALE AFFÉCTION

A MON FRÈRE

TÉMOIGNAGE D'AFFECTION ET DE PROFONDE RECONNAISSANCE

A MON PRÉSIDENT DE THÈSE

M. LE PROFESSEUR KIRMISSON

PROFESSEUR DE CLINIQUE CHIRURGICALE DES MALADIES

DES ENFANTS

MEMBRE DE L'ACADÉMIE DE MÉDECINE

CHEVALIER DE LA LÉGION D'HONNEUR.

Introduction

Au sanatorium de Saint-Pol-sur-Mer, nous avons eu
l'occasion d'observer un cas de communication d'abcès par
congestion avec les bronches. Il s'agissait d'un enfant de
10 ans, atteint de mal de Pott dorsal avec abcès par congestion, ouvert au niveau de l'aine droite. Au cours d'une
injection d'eau oxygénée faite dans la fistule, le malade
fut pris d'un accès de suffocation et rendit par la bouche
le liquide injecté dans la région de l'aine.

Nous avons publié cette observation dans la *Presse médicale* du 3 décembre 1902, et nous avons pensé qu'il
serait intéressant de rechercher les observations déjà
publiées sur ce sujet et de les réunir pour en faire l'objet
de notre thèse.

Mais avant de commencer cette étude, nous éprouvons
le désir de témoigner à nos maîtres de la Faculté et des
Hôpitaux nos sentiments de profonde reconnaissance.

Deux de nos maîtres, M. le professeur Terrier et M. le

professeur agrégé Roger, ont eu sur notre éducation chirurgicale et médicale une influence prépondérante. Qu'ils nous permettent de placer leurs noms en première ligne et de les remercier tout particulièrement. D'abord stagiaire, puis externe de M. le professeur Terrier, nous avons appris dans son beau service de l'hôpital Bichat, ce que doit être la chirurgie aseptique. Pendant l'année que nous avons passée chez M. le professeur agrégé Roger, dans son service si intéressant et si varié de l'hôpital d'Aubervilliers, nous avons appris à connaître et à aimer la pathologie générale, en écoutant notre maître nous en exposer les problèmes d'une manière si claire et si attrayante.

Nous avons aussi été l'élève de M. le professeur agrégé Hartmann qui nous a appris à examiner à fond un malade et à poser un diagnostic précis en chirurgie.

Nous avons été pendant un an interne provisoire de M. le Dr Barbier à la consultation de l'hôpital Bichat, et nous lui sommes reconnaissant pour la confiance qu'il nous a témoignée et pour toutes les notions de médecine pratique que nous avons pu acquérir chez lui.

M. le Dr Barth, après nous avoir gardé pendant près d'un an comme stagiaire a bien voulu nous donner encore une place d'externe dans son service et nous faire profiter de son enseignement et de son remarquable talent de clinicien.

Nous remercions M. le Dr Morax, pour le bienveillant accueil qu'il nous a fait et pour l'excellent enseignement qu'il nous a donné.

Nous adressons nos remerciements à M. le professeur agrégé Launois et à M. le Dr Mosny, pour les marques d'amitié qu'il nous ont témoignées.

MM. les Drs Variot, Aviragnet, Wurtz, Legueu, Léopold Lévi et Phocas ont droit à notre reconnaissance. Nous remercions cordialement M. le professeur agrégé Gosset et M. le Dr Reymond, ancien chef de clinique chirurgicale à la Faculté, pour l'intérêt qu'ils nous ont toujours témoigné.

Nous sommes heureux de pouvoir adresser ici l'expression de nos sentiments affectueux à notre ami le Dr Bachmann, médecin résident au sanatorium de Saint-Pol-sur-Mer, dont l'obligeance à notre égard ne s'est jamais démentie. Nous prions M. Georges Vaucauwenberghe, fondateur du Sanatorium d'agréer l'expression de notre respectueux dévouement.

M. le professeur Kirmisson nous a fait le grand honneur d'accepter la présidence de notre thèse. Nous le prions d'agréer l'assurance de notre respect et de notre reconnaissance.

Historique.

Le premier cas connu et indiscutable de communication
d'un abcès par congestion avec les bronches est celui de
Gooch (Cases and remarks in surgery, 1765, p. 147). La
mort fut la conséquence de cette complication (Obs. I).
L'observation de Fabrice de. Hilden, rapportée par Chénieux dans sa thèse nous parait être un cas de communication directe du poumon avec le foyer vertébral (Obs.
XIX): Nous discuterons ce point au chapitre que nous
consacrons à l'anatomie pathologique.

Dans les *Mémoires do l'Académie royale de chirurgie*
(année 1768, tome X, p. 38), Levacher s'exprime ainsi
(Mémoire sur la courbure de l'épine et de son traitement) :
« Souvent à la suite du changement de conformation de
l'épine, la plèvre, tiraillée et comprimée, s'enflamme et
contracte avec le poumon des adhérences contre nature.
Parfois le poumon devient squirrheux ou s'abcède, et cause
un empyème toujours mortel. » Cette citation montre

que Levacher connaissait la pleurésie qui peut se développer au voisinage d'une ostéite tuberculeuse des vertèbres, mais il ne dit rien de l'évolution possible des abcès par congestion vers le poumon et les bronches.

Richerand, dans sa Nosographie chirurgicale, tome III, p. 198, rapporte une observation d'abcès par congestion ouvert à la fois dans les bronches et à la peau. Le malade guérit (Obs. II). En 1829, Sabatier publie dans le *Journal hebdomadaire de médecine* l'histoire d'un homme atteint de mal vertébral sous-occipital et chez lequel un abcès par congestion descendit jusque dans le médiastin postérieur et vint s'ouvrir dans le poumon droit. Le malade mourut subitement et à l'autopsie on trouva une luxation de l'atlas sur l'axis. Le diagnostic de communication entre l'abcès et les voies aériennes ne fut fait qu'à l'autopsie. Pendant la vie on avait pensé que l'expectoration provenait d'une caverne pulmonaire (Obs. III).

Chomel dans le 3e volume de sa Clinique médicale, p. 73-76, cite et résume l'observation de Sabatier. A propos du fait que la communication avec les bronches ne fut pas reconnue pendant la vie, Chomel dit : « L'examen attentif des matières expectorées et leur analyse chimique auraient sans doute fait reconnaître des molécules osseuses, comme elles offrent différents éléments de la bile dans les cas où des abcès du foie se sont frayé un passage à travers le poumon, » Nous donnons cette opinion de Chomel à titre de curiosité.

Dans la « Wochenschrift fur gesammte Heilkunde, de 1836 Stannius publie deux observations. Dans la première un homme de 33 ans, atteint d'un mal de Pott dorsal avec

abcès par congestion, voit son abcès s'ouvrir spontanément à la peau et dans le poumon. L'écoulement du pus
se faisait alternativement par la peau et par la bouche. La
maladie se termina par la mort. (Obs. IV). Le second
malade de Stannius, un enfant de 9 ans, atteint de mal
de Pott dorsal, guérit après que son abcès se fut évacué
par vomique. L'expectoration purulente s'acompagna à plus-
sieurs reprises du rejet de séquestres osseux (Obs. V).

Villepique, dans sa thèse sur le mal de Pott, soutenue
à Paris en 1837 ne fait (p. 21) que signaler les adhérences
du poumon à la face antérieure de la poche purulente,
sans parler de la possibilité d'une communication.

En 1842 Smith, (de Dublin) relate le cas d'une jeune fille
de 14 ans qui, au cours d'un mal de Pott cervico-dorsal,
eut un abcès qui s'ouvrit à la peau et dans les bronches.
Outre son expectoration purulente la malade eut à plusieurs reprises des hémoptysies et finit par succomber
(Obs. VI).

Tavignot, dans le journal *l'Epérience* du 13 juin 1844
cite en passant le résultat d'une autopsie qui l'a frappé :
« Un treizième fait m'a paru singulièrement curieux, c'é-
tait un abcès assez étendu qui, ayant fusé le long de l'œ-
sophage et de la trachée, était arrivé dans le côté droit do
la poitrine et s'était ouvert dans le sommet du poumon,
en y déterminant une cavité, capable de loger une orange .»
Tavignot ne parle pas des symptômes observés sur le
vivant et ne dit pas si le pus, après avoir envahi le poumon, a pénétré dans les bronches et a été rejeté au dehors
sous forme de vomique ou simplement d'expectoration
purulente.

Au mois d'août 1856, Simon communique à la Société anatomique l'histoire d'une jeune fille de 21 ans, atteinte d'un mal de Pott cervico-dorsal avec dysphagie, paralysie de la langue et fétidité extrême de l'haleine. La malade mourut presque subitement. A l'autopsie, on trouva un abcès rétro-pharyngien expliquant la dysphagie, du pus dans le trou condylien antérieur comprimant le grand hypoglosse ; enfin des abcès situés plus bas et ouverts dans le poumon. La mort avait été causée par l'ouverture d'un abcès dans la grande cavité pleurale (Obs. VII).

En 1859, paraît la première thèse sur le sujet qui nous occupe. C'est celle de Guérineau qui, ayant observé un cas d'abcès communiquant avec les bronches, le publie en y ajoutant quelques commentaires. Le malade de Guérineau mourut après avoir eu une vomique abondante (Obs. VIII).

Dans la *Gazette médicale de Lyon* du 1er janvier 1866, Dron publie l'observation d'une fillette de 7 ans ayant un abcès par congestion ouvert à la peau, dans les bronches et dans l'œsophage. Une fistule œsophagienne donnait passage aux aliments. La malade eut d'abord une simple expectoration purulente, puis une véritable vomique et mourut au bout de peu de temps. (Obs. IX).

Dans l'article *Abcès par congestion* du Dictionnaire Jaccoud, Laugier ne dit pas un mot de la complication que nous étudions en ce moment.

Michel, dans l'article *Rachis* (pathologie) du Dictionnaire Dechambre, cite les observations de Smith et de Dron et s'appuie sur elles pour démontrer qu'on attribue une influence trop grande sur la marche des abcès à l'action de la pesanteur, à la distribution des nerfs, à la disposition des plans aponévrotiques, à l'action musculaire, à l'arrangement des couches du tissu cellulaire ou à celui des gaines vasculaires.

Dans l'article *Abcès par congestion* du Dictionnaire Dechambre fait par Denonvilliers, nous lisons : « L'ouverture de l'abcès dans quelqu'un des organes intérieurs, œsophage, poumon, intestin, rectum, vessie, etc., a été quelquefois observée et s'est manifestée par des phénomènes insolites : c'est ainsi qu'on a vu les malades rendre du pus par la bouche ou par l'anus, expectorer des fragments osseux ».

En 1873, paraît la très intéressante thèse de Chénieux : Des abcès par congestion ouverts dans les poumons ou les bronches. L'auteur étudie en particulier d'une façon très complète l'anatomie pathologique de la lésion. Il décrit trois étapes dans la migration des collections purulentes d'origine vertébrale vers le poumon et les voies aériennes.

Dans la première période (*période adhésive*) l'abcès, arrivé au voisinage de la plèvre, détermine la formation d'adhérences entre sa paroi propre et le feuillet pariétal d'une part, entre le feuillet pariétal et le feuillet viscéral d'autre part.

Dans la deuxième periode (*période d'ulcération*), le pus détruit la barrière formée par les deux feuillets pleuraux accolés et pénètre dans le poumon.

Dans la troisième période (*période caverneuse*), l'invasion progressive du poumon amène la destruction d'une grosse bronche et l'expectoration purulente ou la vomique avec ou sans expulsion de séquestres.

Pour Chénieux, l'ouverture dans le poumon est toujours précédée d'un travail inflammatoire du côté des plèvres et de l'accolement des deux feuillets pleuraux empêchant la pénétration du pus dans la cavité pleurale.

Chénieux publie les observations de Gooch, de Richerand, de Stannius, de Guérineau que nous reproduisons aussi et qui sont des cas indiscutables d'abcès par congestion communiquant avec les bronches.

A côté de ces faits là on trouve dans ce travail une observation de Corbett sur un cas de communication d'un abcès avec la trachée, une observation de Barral, ouverture dans les bronches d'un abcès froid d'origine costale et quelques autres observations que nous reproduisons aussi, mais que nous croyons être des cas de communication directe entre le poumon et les foyers vertébraux, sans l'intermédiaire d'un abcès. Ce sont les cas de Fabrice de Hilden (Obs. IX), Piédagnel (Obs. XX), Triquet (Obs. XXI), Hayem (Obs. XXII). Nous aurons l'occasion de discuter cette question à l'anatomie pathologique.

Dans une thèse parue en 1874 sur l'étiologie, les symptômes et le diagnostic des vomiques, Vignes s'occupe du pronostic des vomiques dues au mal de Pott; il émet l'opinion suivante, qui nous paraît un peu trop optimiste : « Loin d'aggraver l'état du malade, nous croyons que, si l'état général s'améliorait à ce moment, les exemples de guérison seraient beaucoup plus fréquents. » Le malheur, c'est que l'état général ne s'améliore en général pas et que même il s'aggrave le plus souvent, par le fait même de la complication.

Dans la même année 1874 paraît une thèse de Colas intitulée. « Observations sur quelques points du mal de Pott recueillies à l'hôpital de Berck. » Colas a vu une fois le

pus d'un abcès par congestion se faire jour dans les bronches, mais il ne donne pas l'observation. Dans plusieurs
autopsies il a vu des adhérences établies entre les abcès
et le poumon. Une fois il a trouvé de la gangrène pulmonaire.

En 1888, un médecin militaire autrichien, Frænkel
observe un fait intéressant. Il ponctionne, puis incise un
abcès par congestion, pénètre jusqu'à la vertèbre malade
et fait un évidement de l'os. Quelques jours après, au
cours d'une injection de sublimé faite dans la plaie, le
malade est pris de suffocation, et rend par la bouche le
liquide injecté. Là encore il s'agit d'une communication
directe entre le foyer du rachis et les bronches. (Obs.
XXIV.)

Jusqu'à présent nous n'avons trouvé signalées les fistules bronchiques que chez des malades ayant des lésions
de l'arc antérieur des vertèbres. En 1889 Aldibert publie
une observation de fistule cutanéo-bronchique chez une
enfant de 13 ans 1/2 atteinte de mal de Pott postérieur. Il n'y
eut ni vomique, ni expectoration purulente. Le diagnostic fut fait l'orsqu'on vit de l'air s'échapper par la fistule
cutanée dans les efforts de toux et les grandes expirations.
(Obs. X).

Chez un malade ayant présenté de l'expectoration purulente et des signes d'épanchement pleural, Rommelaere
(de Bruxelles), trouve à l'autopsie un abcès par congestion
ouvert dans les bronches et une double pleurésie purulente indépendante de l'abcès.

La thèse d'Herzenberg (1893) a pour but de prouver
que si, en général la pénétration de l'abcès par conges-

tion dans le poumon se fait à travers les deux feuillets pleuraux accolés, exceptionnellement l'abcès peut s'ouvrir « dans la cavité pleurale pour former une pleurésie simple, une pleurésie diaphragmatique ou inter-lobaire purulente, et s'ouvrir de là dans le poumon et une grosse bronche, et être expectoré sous forme de vomique. »

Nous croyons que cette opinion n'est pas fondée et nous chercherons plus loin à le démontrer en nous appuyant sur les observations même publiées par Herzenberg à l'appui de sa thèse. D'autre part, l'histoire de la malade de Simon (Obs. VII), nous donne un exemple de ce qui se produit lorsque le pus fait irruption dans la plèvre : le malade meurt en moins de 24 heures. La conclusion de Chénieux reste la seule vraie.

Au 22° Congrès de la Société de chirurgie de Berlin, Messner (de Munich), dans une communication sur l'ouverture des abcès froids de la paroi thoracique dans les bronches, cite, à côté d'un cas d'abcès costal, l'histoire d'un malade chez lequel un abcès par congestion disparut à la suite d'une vomique. Le malade guérit (Obs. XII).

A la suite de cette communication le Dr Hofmann (de Hilpolstein) publia dans la *Semaine Médicale* de Munich deux observations intéressantes. Dans l'une un abcès disparut également à la suite d'une vomique, mais l'état du malade s'aggrava (Obs. XIII). Dans l'autre (Obs. XIV) l'ouverture de l'abcès dans les voies aériennes se manifesta par de l'expectoration purulente. Une fistule cutanée se produisit et au cours d'une injection d'éther iodoformé pratiquée dans cette fistule, le malade fut pris d'un accès de suffocation et, son haleine prit nettement l'odeur de l'éther iodoformé.

M. Rémy observe et publie en 1896 l'histoire d'un enfant atteint de mal de Pott avec abcès par congestion faisant saillie au niveau du petit trochanter. La communication avec les bronches, se manifesta par deux symptômes,
d'abord par une vomique, ensuite, après incision de l'abcès, par le rejet hors de la bouche d'un liquide antisepti-
que injecté au niveau du triangle de Scarpa.

Dans sa thèse sur le traitement du mal de Pott, M. Ducroquet parle d'un abcès qui s'ouvrit dans les bronches à
la suite du redressement forcé de la gibbosité. Le malade
mourut (Obs. XVI).

Dans le traité de chirurgie de Duplay et Reclus, le professeur Kirmisson consacre un paragraphe à la communication de l'abcès par congestion avec les bronches. Il cite
le cas de Fraenkel mentionné plus haut et publié dans l'observation XXIV et rapporte un fait qui lui est personnel.
« Nous avons observé il y a quelque années, à la Pitié, une
jeune fille atteinte d'un mal de Pott dorsal, qui rejetait par
la toux du pus mélangé, à diverses reprises, de petits
séquestres ».

Le professeur Dieulafoy, dans le chapitre *Vomiques* de
son Manuel de pathologie interne, p. 635, cite la thèse de
Chénieux et mentionne le fait que le pus rendu par la
bouche contient souvent des séquestres osseux.

M. Ménard (de Berck) dans son Etude pratique sur le
mal de Pott, constate que l'ouverture des abcès dans les
bronches est exceptionnelle. « Nous n'en avons observé
qu'un exemple dans lequel la fistule bronchique était consécutive à l'ouverture de l'abcès à travers la paroi thoracique postérieure. » (Obs. XVII). Un peu plus loin, M. Mé-

nard parle d'un mal de Pott au cours duquel se dévelop-
pèrent une pleurésie purulente et un abcès par congestion,
les deux collections ne communiquant ni entre elles, ni
avec le poumon. On fit une ponction de la plèvre, une
ponction de l'abcès, et le malade guérit.

La *Gazette des Hôpitaux* du 7 mars 1903 a publié une
revue générale de M. Ingelrans sur les vomiques. Un paragraphe est consacré aux vomiques dans les abcès par congestion du mal de Pott. L'auteur résume les notions clas-
siques et mentionne le rejet possible de séquestres osseux
avec le pus de la vomique.

Enfin nous mentionnerons le cas que nous avons observé
au Sanatorium de Saint-Pol-sur-Mer. Un enfant de 10 ans,
fut atteint de mal de Pott avec paraplégie. Un abcès vint
apparaître au niveau de l'aine. Il fut ponctionné à plusieurs
reprises et devint fistuleux. Au cours d'un pansement une
injection d'eau oxygénée faite dans la fistule fut suivie
d'un accès de suffocation et du rejet par la bouche de
l'eau oxygénée. L'enfant mourut de généralisation tuber-
culeuse. (Obs. XVIII).|

Après cet exposé, que nous avons cherché à faire aussi
complet que possible, des documents publiés sur la communication des abcès par congestion avec les voies aériennes, nous allons pouvoir entreprendre l'étude de l'anatomie pathologique et de le symptomatologie de cette complication du mal de Pott.

Anatomie pathologique.

———

Comme il est facile de le supposer, c'est dans le mal de Pott dorsal qu'on observe le plus fréquemment la fistule bronchique. Dans les 18 observations que nous donnons plus loin nous trouvons 11 fois des lésions limitées aux vertèbres dorsales. Parmi ces 11 cas, deux se rapportent à un mal de Pott dorsal supérieur, cinq à un mal de Pott dorsal moyen, le dernier étant un mal de Pott dorsal infé-rieur. Chez les trois autres malades le siège précis des lésions n'est pas indiqué. Nous trouvons en outre trois maux de Pott cervicaux dont un sous-occipital, un mal de Pott cervico-dorsal et un dorso-lombaire.

Nous n'insisterons pas sur la marche des abcès par con-gestion. Ceux qui sont sous la dépendance d'un mal de Pott dorsal ne peuvent pas s'engager dans la gaine du psoas pour venir faire saillie au niveau de l'insertion infé-rieure de ce muscle. Dans certains cas cependant, il des-cendent le long du rachis, traversent la fosse iliaque et viennent faire saillie dans le triangle de Scarpa (observation de M. Rémy), au niveau du pli de l'aine dans notre observation où la radiographie a permis de suivre le trajet parcouru par le pus. Ce trajet se dirige obliquement en dedans et en haut du pli de l'aine vers la colonne vertébrale et de là remonte le long du rachis jusque dans la région thoracique. Mais le plus souvent les abcès développés au cours d'un mal de Pott dorsal restent localisés au thorax et se logent au fond de la gouttière costo-vertébrale ou pénètrent dans le médiastin.

Des abcès d'origine cervicale peuvent venir se collecter dans le creux sus-claviculaire d'où il leur est possible d'entrer en contact avec la partie supérieure du poumon. Ils peuvent encore, après s'être formés dans l'espace rétro-pharyngien, descendre le long du rachis, jusque dans le médiastin. Quelquefois ils se logent dans la gaine du muscle long du cou (Ménard) et descendent avec lui jusqu'à la 4ᵉ vertèbre dorsale.

Quel que soit leur point de départ les abcès qui évoluent vers le poumon arrivent au contact de la plèvre et déterminent une réaction de la séreuse, réaction dont le résultat est l'accolement des deux feuillets pleuraux et la protection de la grande cavité pleurale. C'est la période *adhésive* de Chénieux.

Les choses peuvent en rester là, mais si le processus tuberculeux est envahissant, la destruction progressive des adhérences pleurales se produit, le pus pénètre dans le tissu pulmonaire. Nous sommes à la phase d'*ulcération*. Enfin l'abcès progressant toujours détruit la paroi d'une grosse bronche et vient communiquer avec l'extérieur (période *caverneuse* de Chénieux).

L'évolution que nous venons de décrire est démontrée par les autopsies faites à l'une ou l'autre des trois étapes de la marche des abcès vers les voies aériennes. Sur certains cadavres on voit simplement un abcès uni au poumon par de solides adhérences. Sur d'autres la barrière pleurale est déjà franchie, le tissu pulmonaire commence à être envahi. Dans d'autres cas enfin un véritable abcès pulmonaire est formé. Dans cet abcès s'ouvre d'une part la bronche ulcérée et d'autre part une ou plusieurs fistules communiquant avec l'abcès vertébral.

La fistule bronchique peut exister seule ou concurremment avec une fistule cutanée et même œsophagienne. Sur 18 cas nous trouvons 9 fois une fistule bronchique simple, 3 fois une fistule broncho-cutanée, chez la malade de Dron existait un abcès communiquant à la fois avec les bronches, l'œsophage et la peau.

Avec Chénieux nous insistons sur l'importance que présente la réaction de défense des plèvres, la formation d'adhérences protectrices de la cavité pleurale. Mais on peut se demander si la pénétration depus dans le poumon et les bronches se fait toujours à travers les fausses membranes pleurales ou s'il peut y avoir d'abord ouverture de l'abcès dans la plèvre et secondairement pénétration du pus dans le poumon et les bronches.

Herzenberg dans sa thèse (Paris 1893) admet qu'exceptionnellement la communication de l'abcès avec les bronches peut se faire par l'intermédiaire de la cavité pleurale. A l'appui de sa thèse Herzenberg publie deux observations, une qui lui est personnelle et une autre due à Rommelaere (de Bruxelles). Etudions ces deux observations.

Le malade de Rommelaere (Obs. XI), atteint d'un mal de Pott cervico-dorsal, avait présenté pendant la vie des signes manifestes d'épanchement pleural et une expectoration purulente. A l'autopsie on trouva un abcès par congestion ouvert dans une bronche et une pleurésie double sans communication aucune avec l'abcès et non ouverte dans les bronches. Voici en effet ce que nous lisons dans l'observation de Rommelaere.

« A droite épanchement pleural séreux, un peu louche, dont la quantité est évaluée à trois ou quatre litres. Même épanchement à gauche. A partir de la ligne axillaire antérieure, adhérences molles entre les deux feuillets de la plèvre, *circonscrivant dans la gouttière vertébrale une autre poche remplie de pus, qui est probablement celle qui a crevé dans la bronche.* » Remarquons que le liquide pleural est « séreux, un peu louche » tandis que la poche sous pleurale est « remplie de pus ». Un peu plus loin nous trouvons la preuve de la communication établie entre la bronche et la collection purulente. « Au niveau de la septième dorsale le pus vient former une poche *sous-pleurale*, étalée dans la gouttière costo-vertébrale. Ce pus a une odeur gangréneuse. Cette poche s'étend sous forme d'un boudin entre les deux lobes supérieurs du poumon droit et *s'ouvre dans le tissu cavernuleux du lobe supérieur droit.* »

Il ne peut rester aucun doute. Dans les plèvres une collection close renfermant un liquide louche ; sous la plèvre et en dehors d'elle une poche remplie de pus et ouverte dans la bronche droite. Il n'existe aucune communication entre l'abcès et la cavité pleurale.

La malade dont Herzenberg raconte l'histoire (Obs. XXV)

avait eu plusieurs vomiques. Elle mourut et à l'autopsie on trouva une pleurésie diaphragmatique droite ouverte dans le poumon, une pleurésie interlobaire gauche également ouverte dans le poumon, mais pas d'abcès par congestion. Les collections intra-pleurales étaient simplement voisines du foyer tuberculeux intra-vertébral. Voici en effet ce que nous lisons dans le procès-verbal de l'autopsie : « A l'ouverture du thorax on trouve à droite une collection purulente enkystée entre la base du poumon et la face supérieure de la portion correspondante du diaphragme. Des adhérences multiples qui unissent le poumon à la paroi costale sont alors détruites et on constate à la base du poumon un trou qui permet d'introduire deux doigts. » Voilà la pleurésie diaphragmatique ouverte dans le poumon. « A gauche on trouve également sur le côté une petite collection purulente s'échappant du poumon, qui adhère également à la paroi costale. Ce pus vient d'une caverne située sur la face externe et antérieure du poumon. » Il paraît s'agir ici d'une pleurésie interlobaire, à moins que ce soit une caverne tuberculeuse. « Au niveau de la pleurésie purulente, c'est-à-dire à la partie inférieure de la colonne dorsale, on trouve la partie antérieure du corps de plusieurs vertèbres complètement cariée et un peu de pus dans l'excavation. »

Nulle part il n'est fait mention d'un abcès par congestion. Un foyer de tuberculose vertébrale, une pleurésie purulente développée au voisinage de ce foyer et ouverte dans les bronches, voilà ce que nous offre cette observation.

Herzenberg n'a donc apporté aucun fait probant à l'appui de sa thèse, qui n'est du reste pas vraisemblable, étant donné ce que nous savons sur la façon dont les séreuses se comportent quand elles sont menacées par l'infection. Nous trouvons dans notre observation VII, due à Simon, l'exemple de ce qui se passe lorsqu'un abcès par congestion s'ouvre dans la cavité pleurale. La malade de Simon ressentit un jour « une douleur violente et subite à la partie inférieure du thorax; puis survint de la suffocation, un frisson intense, une fièvre très forte et le tout alla s'aggravant jusqu'au lendemain matin où elle succomba. »

A l'autopsie on trouva « 300 gr. d'un pus jaune, épais sans être visqueux, fétide, dans la plèvre gauche, sans trace de pseudo-membrane. » Les deux poumons, surtout le gauche, étaient très adhérents à la colonne vertébrale. Le poumon gauche présentait « un trajet fistuleux qui traverse son sommet, trajet ouvert à ses deux extrémités qui répondent aux adhérences précédemment signalées... Le pus répandu dans la plèvre paraissait venir d'une rupture qui s'était effectuée à la partie inférieure des adhérences du poumon au corps des trois premières vertèbres dorsales. »

Des collections purulentes formaient « au devant des trois premières vertèbres dorsales, une poche qui s'ouvrait dans le poumon gauche. »

Cette observation est aussi nette que possible. Au niveau des adhérences pleurales l'abcès par congestion a pénétré dans le poumon et est venu s'ouvrir dans les bronches. Les adhérences cèdent en un point, le pus se répand dans la plèvre et la malade meurt en moins de 24 heures. L'opinion de Herzenberg doit donc être rejetée, et celle de Chénieux reste la seule vraie. La pénétration de l'abcès par congestion dans le poumon, est toujours précédée de la formation d'adhérences pleurales au niveau desquelles se fait l'envahissement du poumon.

Une dernière question nous reste à examiner.

Le foyer purulent qui entre en communication avec les bronches en cas de mal de Pott, est-il toujours un abcès par congestion, ou la communication peut-elle s'etablir directement entre les voies aériennes et le foyer osseux, par l'intermédiaire des adhérences pleurales toujours, mais sans qu'il existe un abcès ? La réponse n'est pas douteuse. M. Demoulin est le premier qui ait nettement indiqué la chose, dans une communication à la Société anatomique, le 18 février 1887. Une malade avait rejeté à plusieurs reprises par la bouche des séquestres, au cours d'un mal de Pott. A l'autopsie on ne trouve pas d'abcès, mais une *caverne osseuse* occupant le corps de la 8ᵉ vertèbre dorsale, et une communication du poumon avec ce foyer osseux. « *La face postérieure du poumon droit adhère intimement, par épaississement de la plèvre, à la colonne vertébrale au pourtour de la caverne osseuse.* Le poumon est ulcéré au point correspondant à la caverne. En introduisant un stylet par la bronche droite, il sort facilement par la plaie du poumon ».

Cette observation n'est pas la seule ; le cas de Fraenkel (obs XXIV), ceux de Fabrice de Hilden, de Piedagnel et de Triquet, publiés par Chénieux, comme ayant trait à des abcès par congestion communiquant avec les bronches sont en réalité, des cas de communication directe entre les bronches et un foyer vertébral.

Chez le malade de Fraenkel, il existe un abcès par congestion, saillant à la région lombaire et incisé par Fraenkel
qui pratique en outre un évidement de la vertèbre malade.
Mais, c'est au cours d'une injection pratiquée au niveau du
foyer intra-osseux, que le malade fut pris d'un accès de
suffocation, à la suite duquel il rejeta par la bouche le
liquide injecté. L'abcès par congestion développé dans la
paroi postérieure du thorax et largement ouvert, n'a cer-
tainement pris aucune part à la formation du trajet fistuleux.

Fabrice de Hilden (obs. XIX) constate avec étonnement,
la présence de débris osseux dans le poumon d'un malade
ayant succombé à un mal de Pott. Il signale une perte de
substance du poumon, en regard des vertèbres détruites
en partie par la tuberculose ; il ne mentionne pas la présence d'abcès par congestion.

A l'autopsie de sa malade, Piedagnel (obs. XX), « trouve
dans chaque vertèbre, une cavité capable de contenir un
petit œuf et renfermant un liquide rougeâtre, sanieux et
des fragments osseux. Sur la partie latérale et antérieure
du corps des vertèbres, la cavité présentait une ouverture
d'un pouce environ de diamètre et son pourtour donnait
naissance à une membrane qui, en se rétrécissant, formait
un canal de 4 à 5 lignes de diamètre et de 2 pouces environ de longueur, qui allait s'aboucher directement avec
l'extrémité de la bronche droite.... *La muqueuse de la
bronche se continuait dans le canal de nouvelle formation,
allait ainsi adhérer au pourtour de la cavité osseuse* et se
prolongeait un peu dans son intérieur ».

Triquet (obs. XXI), constate que « les poumons adhèrent

fortement l'un et l'autre à la colonne vertébrale.... On voit une cavité de 4 à 5 centimètres de haut, formée aux dépens des trois dernières vertèbres dorsales, et des fibro-cartilages correspondants.... *Une sonde de moyen calibre engagée dans la bronche gauche, arrive facilement au centre de cette cavité.*

Il nous reste enfin à interpréter une observation de M. Hayem (obs. XXII) qui trouva, à l'autopsie d'un enfant, un abcès du poumon contenant des débris osseux et un abcès par congestion, ne communiquant pas avec le premier. Il est impossible de savoir, si le trajet fistuleux qui a existé à un moment donné et par lequel les débris osseux ont pénétré dans le tissu pulmonaire s'étendait du rachis au poumon directement ou par l'intermédiaire de l'abcès par congestion, aussi nous avons préféré placer cette observation à part et ne pas le mettre au nombre des cas indiscutables d'abcès par congestion ouverts dans les bronches.

La conclusion à tirer de tous les faits que nous venons d'exposer, c'est qu'il peut exister, en l'absence de tout abcès par congestion, une communication directe, entre le foyer vertébral et les bronches. Nous verrons tout à l'heure quel parti nous pourrons tirer de cette constatation à propos d'un symptôme particulier, la présence de séquestres dans l'expectoration.

Symptômes.

Chénieux décrit des symptômes prémonitoires qui correspondent à sa période adhésive. Ces symptômes sont la
toux, les douleurs intercostales, la gêne respiratoire ; ils
sont provoqués par les tiraillements dus aux adhérences
pleurales. Ces signes n'ont, à notre avis, absolument rien
de caractéristique.

Les douleurs intercostales existent frequemment dans le
mal de Pott ; la toux et la dyspnée indiquent bien un état
morbide de l'appareil respiratoire, mais constituent des
indices infiniment trop vagues pour être d'une utilité quel-
conque en l'espèce et pour nous permettre de prévoir
l'envahissement du poumon par le pus des abcès du mal
de Pott.

En réalité la pénétration du pus dans les bronches est
toujours une surprise. Elle peut se manifester brusque-
ment par un début à grand fracas. Au cours d'un mal de
Pott, un malade est pris tout-à-coup d'une vive douleur

dans la poitrine, il étouffe et devient cyanosé, puis, au milieu de violents efforts de toux, il rend par la bouche, un flot de pus, ordinairement fétide. D'autres fois le malade tousse pendant quelques jours, quelques semaines et peu à peu sans qu'il y ait eu d'accès de suffocation, l'expectoration s'établit, souvent fétide, surtout si la fistule bronchique coexiste avec une fistule cutanée.

Chez la malade de Simon (Obs. VII) le seul symptôme était la fétidité de l'haleine. Une fois seulement nous voyons signalées des hémoptysies, chez une jeune fille de 14 ans dont l'histoire est racontée par Smith. (Obs. VI)

En faisant le pansement de sa petite malade, qui avait un abcès par congestion ouvert dans la région dorsale, Aldibert (Obs. X) « s'aperçoit par hasard que, dans un effort de toux il s'échappe de l'air par le trajet fistuleux. » Il découvre ainsi l'existence d'une fistule bronchique. « Dans l'expiration forcée, dans les efforts de toux, on entend chaque fois l'air s'échapper de la fistule en produisant un sifflement et en projetant au loin la gouttelette de pus qui obture l'orifice ».

Quant il existe une fistule broncho-cutanée l'écoulement purulent se fait en général simultanément par l'orifice cutané et par la bouche sous forme d'expectoration purulente, Chez le malade de Richerand (Obs. II), « il y avait correspondance alternative entre l'écoulement par la plaie et son passage à travers les poumons, de sorte qu'aussitôt qu'on voyait la plaie se fermer, des douleurs vives dans la poitrine, avec oppression et difficulté de respirer annonçaient que l'expectoration purulente ne tarderait pas à s'établir ».

Chez trois malades atteints de fistules broncho-cutanées on a observé le rejet par la bouche de liquides antiseptiques injectés au niveau de la fistule cutanée et dans deux autres cas, après une injection d'éther iodoformé le malade fut pris d'un accès de suffocation à la suite duquel son haleine exhala nettement l'odeur de l'éther iodoformé.

Quelques autres signes de moindre importance ont été observés. Chez deux malades la tumeur sous cutanée formée par l'abcès par congestion disparut définitivement après que cet abcès se fut vidé dans les bronches (obs. XII et XIII). Chez le malade de Guérineau (obs. VIII) « la tumeur semblait avoir disparu. Toutefois on constatait qu'elle se reproduisait pendant l'expiration pour disparaître de nouveau pendant l'inspiration et l'on percevait à son endroit tous les symptômes des cavernes tuberculeuses, ce qui n'a pas lieu de surprendre. »

Dans la période qui correspond à la phase caverneuse de Chénieux, on peut trouver à l'auscultation et à la percussion les signes ordinaires des excavations pulmonaires, souffle cavitaire, râles sous crépitants humides et même gargouillement ; matité à la percussion.

Il est un symptôme dont nous n'avons pas encore parlé, c'est le rejet par la bouche de séquestres vonant de la colonne vertébrale.

Nous croyons que ce symptôme, rare d'ailleurs, s'observe beaucoup plus dans les communications établies directement entre le foyer osseux et les bronches que dans celles qui résultent de l'ouverture d'un abcès dans le poumon. Cela se comprend d'ailleurs facilement. Jamais ou presque jamais on ne trouve de fragments osseux dans le pus d'un abcès par congestion. Pourquoi les abcès qui vont s'ouvrir dans les bronches présenteraient-ils seuls cette particularité d'entraîner avec eux des séquestres. Ils sont plus rapprochés de leur point de départ osseux que les abcès qui s'ouvrent à la cuisse, c'est vrai, mais les abcès du mal de Pott cervical viennent souvent s'ouvrir à la peau après un très court trajet ; ils ne contiennent pas plus de débris osseux que les abcès migrateurs à long trajet.

Au contraire, dans une communication directe entre le foyer vertébral et la bronche on comprend bien plus facilement qu'un fragment d'os soit entraîné par le pus vers les voies aériennes. Nous ne prétendons pas que le rejet de séquestres par la bouche ne puisse pas s'observer dans les cas d'ouverture d'un abcès dans les bronches ; l'exemple du second malade de Stannius (obs. V), celui de la malade dont parle M. Kirmisson dans son article du traité de chirurgie le prouvent, mais nous croyons que ce phénomène est beaucoup plus fréquent lorsqu'il y a communication directe entre les voies aériennes et les vertèbres. Sur 19 cas d'abcès ouvert dans les bronches (en ajoutant à nos 18 observations celle de M. Kirmisson) nous trouvons la présence de séquestres dans l'expectoration signalée deux fois seulement. Sur 5 cas de communication entre le poumon et les vertèbres (en laissant de côté l'observation de M. Hayem qui est discutable) nous voyons l'expectoration de fragments d'os mentionnée trois fois (obs. XX, XXI et XXIII). Dans le quatrième cas, celui de Fabrice de Hilden (obs. XIX) on trouve des fragments osseux dans le poumon et dans le cinquième cas, (obs. XXIV), la communication ne fut que passagère, elle fut provoquée par une injection de sublimé faite au niveau du rachis après curetage de la vertèbre malade.

La pénétration de fragments osseux dans les voies aériennes est donc un symptôme très fréquent (4 fois sur 5) dans la communication directe du foyer tuberculeux osseux avec les bronches, exceptionnel (2 fois sur 19) quand il s'agit de l'ouverture d'un abcès par congestion.

Diagnostic.

———

Peut on prévoir l'ouverture d'un abcès par congestion
dans une bronche ? Nous ne le croyons pas. Mais comment
reconnaît-on l'existence de cette complication ?

Lorsque chez un malade atteint de mal de Pott dorsal ou
cervical, qu'on ait ou non constaté l'existence d'un abcès
par congestion, on voit apparaître une douleur vive dans
la poitrine, un accès d'oppression et une vomique, lorsque
cette vomique se reproduit ou qu'elle est suivie d'une
expectoration purulente souvent fétide, on doit penser à
l'ouverture d'un abcès par congestion dans les bronches.
L'auscultation et la percussion ne montrent aucun signe
d'épanchement pleural. Nous n'avons donc pas à faire à
une pleurésie purulente dont le contenu s'est évacué par
vomique. Mais nous pouvons trouver des signes cavitaires
en un point du poumon. Le pus ne provient-il pas d'une
caverne due à la destruction progressive du parenchyme
pulmonaire par la tuberculose. Dans ce cas on aurait cons-

taté depuis longtemps les signes de la tuberculose pulmonaire et assisté à l'évolution de la maladie ; on aurait suivi pas à pas les progrès de la désintégration du tissu pulmonaire.

En résumé, quand au cours d'un mal de Pott on observe une vomique dont on ne retrouve pas l'origine pleurale, une expectoration purulente dont l'explication n'est pas donnée par une tuberculose pulmonaire avancée, on est en droit de conclure à l'ouverture d'un abcès par congestion dans les bronches.

Dans certains cas, nous l'avons vu, la vomique et l'expectoration purulente manquent et le diagnostic pourra se faire, soit par l'expectoration d'un liquide injecté dans l'abcès, soit comme dans le cas d'Aldibert, par le passage de l'air à travers une fistule cutanée dans les efforts de toux.

Le rejet par la bouche de fragments osseux est un signe de communication directe entre les vertèbres et les voies aériennes plutôt que l'indice d'une ouverture d'abcès dans les bronches.

Marche. — Terminaison. — Pronostic.

L'ouverture de l'abcès par congestion dans les bronches
est une complication grave. Parmi les 18 malades dont
nous rapportons les observations, 3 seulement ont guéri,
10 sont morts. Le sort des 5 autres est resté incertain, les
uns étaient améliorés, d'autres aggravés au moment où
leur observation a été publiée.

D'où vient la gravité de cette complication? De la dissé-
mination de la tuberculose et de sa propagation aux poumons? Peut-être dans certains cas. Chez notre malade en
particulier, la tuberculose pulmonaire qui s'est développée
et qui l'a emporté peut être considérée comme la conséquence de la pénétration dans les bronches du liquide
injecté dans la fistule cutanée. Mais nous croyons qu'en
général ce n'est pas la complication en elle-même qui
est cause de l'aggravation et de la mort. Chénieux dit quelque part dans son très intéressant travail : « Dans le mal
de Pott tout le danger réside en quelque sorte dans la

maladie elle-même et non dans ses complications. » C'est là une phrase extrêmement juste. La pénétration du pus venant de la colonne vertébrale dans le poumon et les bronches est un indice de la gravité du. mal de Pott en question. Elle montre qu'on se trouve en présence d'une tuberculose virulente à marche envahissante, contre laquelle le malade se défend sans succès. Il en est de même d'ailleurs d'autres complications du mal de Pott. La paraplégie, par exemple, est un symptôme sans gravité par lui-même, un symptôme qui disparaît toujours sans laisser de traces si le malade ne succombe pas à la tuberculose. C'est cependant un phénomène redoutable, parce qu'il indique une tuberculose grave à marche envahissante.

La fistule bronchique est donc un signe de haute gravité. Le malade qui en est porteur est atteint d'une affection à marche progressive et qui se terminera probablement par la mort.

Nous ne consacrons pas de paragraphe spécial au traitement de la complication que nous venons d'étudier ; ce traitement n'existe pas. La seule recommandation qu'on puisse faire s'adresse à ceux qui soignent un mal de Pott dorsal ou cervical devenu fistuleux. Il faut penser à la possibilité d'une pénétration dans les voies aériennes du liquide injecté et pousser l'injection avec douceur et prudence.

Observations.

—— •

Observation I (résumée).

(Gooch. — Thèse de Chénieux).

Abcès par congestion ouvert dans les bronches.

Il s'agit d'une jeune fille de 20 ans, ayant un abcès par congestion qui s'ouvrit à la région lombaire. A quelque temps de là, *à la suite d'un effort de toux, il se produisit une expectoration purulente.*

A l'autopsie on trouva des adhérences des plèvres. Pas d'épanchement pleural. On constata des lésions sur les vertèbres s'étendant de la 4ᵉ dorsale à la 3ᵉ lombaire. *Un foyer purulent communiquait avec le poumon.*

Observation II (résumée)

(Nosographie chirurgicale de Richerand et thèse de Chénieux).

Abcès par congestion ouvert à la peau et dans les bronches. Guérison.

Un jeune homme, âgé de 15 ans, ressentit de vives douleurs vers le bas du dos du côté droit. Ces douleurs se dissipèrent, puis reparurent plus vives ; en même temps, une petite tumeur se manifesta au bas du dos, du côté droit. Le chirurgien appelé fit le diagnostic d'abcès par congestion et pratiqua une incision qui donna issue à une demi-pinte environ d'un pus inodore.

Le lendemain pas d'écoulement de pus, fièvre vive. Trois jours après, le malade ayant fait un effort, l'abcès se vida complètement ; des flots d'un pus horriblement fétide inondèrent sa couche et remplirent sa chambre d'un tel méphitisme que deux personnes présentes furent près de s'évanouir. Depuis lors, fièvre, œdème du membre inférieur gauche, douleurs dans les parois de la poitrine et le long du dos. Une toux fatigante se déclara avec *expectoration de crachats abondants, puriformes, verdâtres, tout à fait semblables, pour la couleur et l'odeur fétide, au pus qui coulait alors, en très petite quantité, par la plaie.*

Cette évacuation abondante soulagea le malade ; l'enflure du membre inférieur se dissipa, l'appétit revint, les forces se rétablirent, le pus commença à écouler de nouveau par la plaie, les crachats cessèrent, mais reparurent quatre fois dans le cours des mois suivants. Il y avait évidemment correspondance alternative entre l'écoulement par la plaie et son passage à travers les poumons, de sorte qu'aussitôt qu'on voyait la plaie se fermer, des douleurs vives dans la poitrine, avec oppression et difficulté de respirer, annonçaient que l'expectoration purulente ne tarderait pas à s'établir. Le stylet introduit par la fistule se dirigeait d'une part vers la colonne vertébrale et de l'autre, vers la poitrine, le long de la huitième côte,

Huit mois environ après l'opération, la plaie cessant de fournir du pus, les douleurs thoraciques n'amenèrent pas le crachement ordinaire ; une nouvelle tumeur fluctuante se manifesta à la partie antérieure, inférieure et droite de la poitrine. Cette tumeur s'ouvrit et donna issue à une pinte environ d'un liquide semblable au pus que rendait l'abcès primitif. Dès lors le malade se sentit nettement soulagé. Pendant quelques mois encore, le pus a coulé alternativement par la nouvelle et par l'ancienne fistule : sa quantité a chaque jour diminué et aujourd'hui, vingt mois après l'ouverture de son abcès, le malade se trouve parfaitement rétabli.

OBSERVATION III

(SABATIER. — *Journal hebdomadaire de médecine*, 24 janvier 1829).

Tuberculose des deux premières vertèbres cervicales. — Abcès par congestion ouvert dans le poumon droit ; expectoration purulente. — Mort subite par luxation de l'atlas sur l'axis.

M... François, 59 ans, ciseleur, entre à l'hôpital de la Charité le 13 décembre 1828. Ce malade était alors dans un état de faiblesse extrême. Il éprouvait de violentes douleurs de tête, que l'exercice même de la parole semblait augmenter.

Quelques mois auparavant, ce malade avait commencé à se plaindre de douleurs au cou, qu'il croyait être le torticolis. Ces douleurs persistèrent, les mouvements de la tête devinrent difficiles et douloureux. Le malade ressentit alors des douleurs dans le bras et l'épaule gauches : bientôt il ne put rester couché que sur le dos.

Peu après, la portion la plus supérieure de la colonne vertébrale commença à se dévier de droite à gauche ; la tête s'inclina dans ce dernier sens, et les mouvements de rotation, d'abaissement ou d'élévation devinrent presque aussi impossibles que douloureux. Puis survint une angine très intense qui augmenta les douleurs de la déglutition. Les douleurs de tête devinrent violentes, presques continues ; il se produisit de la contracture et du tremblement des mâchoires, de la difficulté pour ouvrir la bouche et avaler les liquides.

Depuis quelque temps, le malade toussait et *rendait par l'expectoration des crachats épais et comme purulents.* Depuis la déviation complète qu'avait subie la tête du côté gauche et l'inflexion marquée que présentait le haut de la région cervicale de ce côté, le malade ne pouvait garder qu'une seule position, le décubitus sur le côté garche.

Les membres supérieurs et inférieurs étaient libres de leurs mouvements, l'appétit faible, le dépérissement marqué. Aucune tumeur n'annonçait à l'extérieur la présence d'un abcès par congestion ; cependant les signes d'une carie affectant les vertèbres supérieures étaient trop prononcés pour qu'on put les méconnaître, bien qu'aucune apophyse épineuse ne fît de saillie en arrière.

Jusqu'à la fin de décembre, l'état du malade fut à peu près le même : il continuait de rendre des crachats assez semblables à ceux d'un phtisique ; il souffrait presque continuellement et dormait peu ; les eschares commençaient à se détacher.

Le 1er janvier 1829, le malade se plaignit d'une douleur plus vive que de coutume au cou et à la tête. Il attribuait cette douleur à un mouvement qu'il avait fait pour essayer de prendre son crachoir sur la tablette de son lit.

A 9 heures du matin, le malade venait de parler à l'un de ses voisins, lorsque, abandonnant la position qu'il avait gardée jusqu'alors, il s'étendit sur le dos, la tête un peu inclinée en avant par son oreiller ; alors il ne parla plus, ne fit aucun mouvement ; sa respiration s'arrêta, quelques mucosités s'échappèrent de sa bouche, et les malades voisins eurent à peine le temps de s'apercevoir de son état qu'il n'était plus.

A *l'autopsie* on trouva des lésions considérables de l'atlas et de l'axis et une luxation de l'atlas sur l'axis. Quelques lésions de la 3me cervicale et des apophyses transverses droites des 4e, 5e et 6e cervicales.

Le trou qu'on remarque à la base des apophyses transverses

de chaque vertèbre cervicale et qui donne passage à l'artère vertébrale, est à la 5ᵉ vertèbre et du côté droit, transformé en une large échancrure, par la destruction de toute la partie postérieure de l'apophyse transverse. Là existe un petit foyer purulent, recevant aussi le pus résultant de la destruction des vertèbres supérieures ; c'est de ce point que le pus, fusant par le trou artériel de la 6ᵉ vertèbre, était versé dans un autre foyer dont nous allons décrire la situation et les rapports.

Au niveau du rebord supérieur de la 4ᵉ vertèbre cervicale, toujours du côté droit commençait un trajet fistuleux, allant en s'élargissant de haut en bas et limité en dedans par le bord interne du long du cou, en dehors par les portions supérieure et moyenne du scalène antérieur, les 4 dernières paires cervicales et la 1ʳᵉ dorsale ; en avant par les muscles long du cou, droit antérieur et scalène antérieur et le tissu cellulaire surtout en bas ; en arrière enfin, par la moitié droite de la face antérieure du corps et les apophyses transverses des dernières vertèbres du cou et des deux premières du dos.

Ayant incisé ce trajet nous y trouvâmes du pus, et nous vîmes que formant en haut un angle très aigu, il se terminait au niveau de l'union de la 2ᵉ vertèbre dorsale avec la 3ᵉ en une espèce de poche ayant un pouce environ de diamètre transversal lorsqu'on rapprochait les bords de la division. Au devant de la paroi antérieure de cette poche se trouvait *la plèvre épaissie et très adhérente* ; enfin le poumon qui lui-même adhérait tellement à cette dernière dans un assez grand espace qu'il était impossible de l'en détacher.

Cet organe, un peu au-dessous de son sommet, offrait à son bord postérieur *une ouverture communiquant avec l'intérieur de la poche* dont nous venons de parler. Ayant incisé le poumon, nous trouvâmes dans cet endroit une caverne assez spacieuse. pouvant admettre un très petit œuf de poule, et à demi remplie de pus. Cette caverne communiquait avec un plusieurs petits rameaux bronchiques qui venaient s'y aboucher. L'intérieur de la caverne et de la poche était tapissé d'une membrane muqueuse assez bien organisée pour que sa formation dût déjà remonter à un temps assez éloigné. Nous trouvâmes en outre dans le poumon une assez grande quantité de granulations blanchâtres, ayant une certaine consistance.

La luxation de l'atlas sur l'axis, de droite à gauche. faisait éprouver à la moelle une pression plus forte dans ce sens, que d'avant en arrière ; toutefois elle était aussi légèrement aplatie dans ce dernier sens. Nous la trouvâmes exempte de toute altération ; l'apophyse odontoïde avait fait sur le commencement de la moelle allongée une dépression très sensible.

Le reste des organes n'a rien présenté de remarquable.

L'auteur fait suivre l'exposé de l'observation des réflexions suivantes :

Pendant la vie on n'avait pas soupçonné le mécanisme singulier par lequel le pus fourni par la carie des parties osseuses, et la destruction des fibro-cartilages, des ligaments, du tissu cellulaire, etc., parvenait à se faire un passage jusque dans le poumon droit, pour être ensuite rejeté par les crachats. L'auscultation, que l'état du malade et la difficulté de le faire changer de position, nous a fait négliger, eut-elle révélé l'existence d'une caverne, aurait conduit naturellement à admettre une fonte tuberculeuse dans le point correspondant du poumon.

OBSERVATION IV (résumée).

(STANNIUS. — Thèse de Chénieux.)

Mal de Pott dorsal. — Abcès par congestion ouvert à la fois dans les bronches et à la peau. — Mort.

Le malade était un homme de 33 ans qui, après avoir éprouvé pendant 2 ans des douleurs à la région dorsale, eut en ce point deux abcès qui s'ouvrirent et y laissèrent deux trajets fistuleux.

L'écoulement du pus ayant presque cessé de ce côté. il se fit jour par les bronches. Et il y eut alors des alternatives pendant lesquelles il s'écoulait plus abondamment tantôt par les voies aériennes, tantôt par les fistules dorsales. Le malade fut pris d'une anxiété et d'une dyspnée intense et mourut en quatre jours.

A *l'autopsie* on trouve des *adhérences pleurales. Le bout postérieur du poumon droit était en rapport avec un foyer parti de la colonne vertébrale et avec lequel il communiquait* par huit ouvertures qui allaient se terminer dans les bronches. Une ouverture analogue existait sur le bord postérieur du poumon gauche. Les fistules dorsales s'ouvraient également dans le foyer, de sorte que le pus avait une double issue.

OBSERVATION V (résumée).

(STANNIUS. — Thèse de Chénieux.)

Mal de Pott dorsal. — Vomiques consécutives à l'ouverture d'un abcès par congestion dans les bronches. — Rejet par la bouche de fragments d'os nécrosés.

Cette observation est celle d'un garçon de 9 ans, chez qui était survenue à l'âge de 3 ans, une déviation de la colonne vertébrale accompagnée d'un abcès par congestion qui s'ouvrit. La guérison avait eu lieu lorsque, quelques années plus tard, survinrent de nouvelles douleurs à la région dorsale, et à leur suite de la paraplégie. Un jour le petit malade, au milieu des efforts d'une toux violente, *rendit une grande quantité de pus fétide*, et en éprouva un soulagement instantané. Plus tard, il ressentit une douleur aiguë dans la poitrine et rejeta, au milieu des crachats, un fragment d'os nécrosé. Pendant deux ans, il continua d'expectorer, de temps à autre, des parcelles osseuses. La guérison eut lieu.

Observation VI.

(Smith. — *Archives générales de Médecine*, 1842.)

Mal de Pott cervico-dorsal. — Abcès par congestion ouvert à la peau et dans les bronches. — Mort.

Une jeune fille de 14 ans entre à l'hôpital de Richmond (Dublin), pour une carie des vertèbres remontant à sept mois.

La malade se plaignit d'abord de faiblesse, d'inappétence, de vomissements, avec une sensation de resserrement et de douleur à l'estomac, constipation et fréquents accès de céphalalgie.

Elle toussait et avait des sueurs nocturnes ; elle marchait très lentement, avec les plus grandes précautions, et semblait souffrir au moindre effort. Elle rapportait tout son mal à la région cervicale, et éprouvait une vive douleur quand on pressait sur les vertèbres cervicales ou sur le sommet de la tête. Il n'y avait pas de déformation de la colonne vertébrale.

L'affection fit à l'hôpital de rapides progrès. La toux devint plus fréquente et fut accompagnée d'expectoration muco-purulente et parfois d'hémoptysie. Une tumeur se montra à cette époque au-dessus de la clavicule droite ; elle s'abcéda, et il en sortit de l'eau et un pus fétide ; l'ouverture ne se ferma jamais. *La matière rendue par cet abcès était semblable pour la coloration l'odeur et la consistance à celle qui était expectorée* ; elle augmentait pendant les quintes de toux, et la tumeur se gonflait d'air en même temps. Trois semaines avant la mort il y eut une hémoptysie qui dura plusieurs jours ; mais trois jours avant cette terminaison funeste, l'expectoration se supprima soudain : un vaste abcès s'était aussi formé à la partie supérieure et postérieure du cou. Le bras gauche était presque complètement paralysé ; de l'œdème survint aux mains et aux pieds ; les muscles des extrémités inférieures étaient relâchés ; il n'y avait d'ailleurs jamais eu de convulsions, ni de paralysie des sphincters.

Autopsie. — En faisant une incision sur les vertèbres cervicales, on ouvrit un vaste abcès au fond duquel on voyait les lames des vertèbres privées de leur périoste. Les ligaments interspinaux et les ligaments jaunes étaient également détruits. Dans l'articulation occipito-atloïdienne on trouva le ligament capsulaire du côté droit détruit et le condyle occipital en partie résorbé, ainsi que l'apophyse articulaire supérieure de l'atlas, et l'ankylose était presque complète entre ces deux apophyses ; du côté gauche, la capsule était entière, mais le cartilage était détruit en plusieurs points, et le périoste séparé de l'os environnant. L'apophyse odontoïde était dépouillée de son cartilage.

Les première et seconde vertèbres dorsales n'existaient plus qu'en débris dans l'abcès, la substance intervertébrale et tous les ligaments étant détruits. Les enveloppes de la moelle étaient gangrenées et la substance nerveuse ramollie et d'une teinte noirâtre ; les apophyses transverses de plusieurs vertèbres dorsales étaient cariées du côté droit, et leurs articulations avec les côtes étaient également malades.

Les poumons étaient semés de tubercules et de petites cavernes ; le sommet du droit était adhérent. *Un stylet passé dans la cavité de l'abcès qui existait au-dessus de la clavicule pénètre à travers les feuillets réunis de la plèvre dans un abcès pulmonaire,* et de là, par une longue fistule, dans un autre petit abcès ; puis, de ce point, le stylet pouvait pénétrer par un canal sinueux dans la bronche droite, et de là, dans le médiastin postérieur, dans un abcès situé derrière le ligament antérieur qui communiquait avec les vertèbres dorsales cariées. La partie postérieure du poumon était très engouée, et présentait quelques points gangréneux ; la bronche droite et la partie inférieure de la trachée étaient également gangrenées. Le tissu cellulaire sousséreux de la face supérieure du diaphragme était parsemé de petits tubercules.

La muqueuse de l'estomac était légèrement ramollie, le foie volumineux et un peu mou.

Observation VII

Simon. — *Bulletins de la Soc. anatomique* 1856).

Mal de Pott cervical. — Paralysie de la langue. — Abcès par congestion communiquant avec le poumon. — Mort par irruption du pus dans la plèvre.

R... Clara, âgée de 21 ans, entre à l'Hôtel-Dieu, le 4 février 1856. Elle présente une déviation latérale droite du maxillaire inférieur, déviation telle que la rangée des molaires inférieures du côté droit était rejetée en dehors des supérieures, une paralysie (de la motilité) presque complète de la langue, avec une espèce de flétrissure du tiers antérieur de cet organe ; une difficulté, un bredouillement de la parole si grand, qu'il fallait prêter beaucoup d'attention pour la comprendre.

Ce phénomène datait de 3 semaines. A la suite d'une céphalalgie pariétale droite intense, qui survint subitement le 4 janvier 1856, elle avait éprouvé le lendemain matin, à son réveil, la plus grande difficulté pour parler et avaler ; en même temps un mouvement fébrile se développa et dura aussi longtemps que la céphalgie, c'est-à-dire 3 jours.

Il existait une attitude tout à fait particulière de la malade. Habituellement dans le décubitus dorsal, quand elle voulait s'asseoir, elle soulevait sa tête à l'aide de ses deux mains. Une fois assise, au lieu de tourner seulement la tête pour regarder de côté, elle tournait le tronc presque en entier. Dans cette même position assise, elle maintenait sa tête fixée dans une extension modérée, ce qui lui donnait un air guindé. Si l'on cherchait à augmenter l'extension, elle accusait une douleur profonde, assez vive, dans la région cervicale. La flexion de la tête était au contraire facile.

Le pharynx, de son côté, présentait une tumeur qui paraissait le remplir entièrement.

Elle repoussait fortement le voile du palais en avant, et pressait sur le base de la langue, contre laquelle elle appliquait l'épiglotte. Cette tumeur, arrondie en avant, était recouverte par la paroi postérieure du pharynx; immobile, dure derrière la langue, elle était, plus haut, obscurément fluctuante.

Elle déterminait une dysphagie complète pour les aliments solides, presque complète pour les liquides, et cependant peu de gêne dans la respiration.

Une incision fut faite, il s'écoula une petite quantité de pus épais, crémeux ; la malade continua à en cracher pendant le reste de la journée.

Peu à peu la voix devint plus intelligible, la déglutition de plus en plus facile au point de permettre le passage d'aliments solides ; le maxillaire inférieur reprit sa place normale, mais la langue demeura en grande partie paralysée.

Le 3 mai, vers le soir, la malade fut prise d'oppression, de frissons, puis de mouvement fébrile assez intense, en même temps qu'elle accusait de la gêne et de la douleur à la partie supérieure du poumon gauche. Quelques jours après, *on constatait une haleine fétide*, dont la malade avait parfaitement conscience.

Le frisson se répéta à plusieurs reprises, puis finit par disparaître tout à fait ; mais l'appétit était tombé et l'amaigrissement fit alors de rapides progrès. On put constater de la matité sous les deux clavicules, mais il n'existait pas de bruits anormaux dans les mêmes points : la respiration y était seulement très faible.

Enfin, le 17 mai, après avoir diné, elle ressentit une douleur violente et subite à la partie inférieure du thorax, un peu en dehors de la région précordiale ; puis survint de la suffocation, un frisson intense, une fièvre très forte, et le tout alla en s'aggravant jusqu'au lendemain matin où elle succomba.

A *l'autopsie*, on trouva 300 gr. d'un pus jaune, épais sans être visqueux, fétide, dans la plèvre gauche sans trace de pseudo-membranes ; le poumon gauche était fortement revenu sur lui-même. Les deux poumons adhéraient par leurs sommets aux parois thoraciques; le poumon gauche, particulièrement, était très intimement appliqué à sa partie supérieure et interne sur la colonne vertébrale; de même il était étroitement uni par sa face externe, dans un point presque diamétralement opposé au précédent, à la partie correspondante de la paroi costale.

Détachés de leurs adhérences, les poumons offrent: le droit, un sommet induré, au milieu duquel se trouvent trois ou quatre petits foyers purulents gros comme des noisettes, tapissés par une membrane peu consistante, contenant un pus épais; le gauche un trajet fistuleux qui traverse son sommet, trajet ouvert à ses deux extrémités qui répondent aux adhérences précédemment signalées, et assez large pour admettre l'indicateur. De la paroi inférieure de ce canal partent d'autres fistules d'un calibre plus petit, qui se dirigent en bas en se ramifiant fréquemment. Elles contiennent un liquide gris verdâtre, contenant deux ou trois parcelles osseuses; le tissu pulmonaire qui les entoure est verdâtre, comme macéré.

Le pus répandu dans la plèvre paraissait venir d'une rupture qui s'était effectuée à la partie inférieure des adhérences du poumon au corps des trois premières vertèbres dorsales. Celles-ci étaient mises à découvert; leur surface était rugueuse et donnait la sensation qu'on éprouve en passant le doigt sur du papier sablé.

La colonne cervicale, qui paraît avoir été le point de départ de toutes les lésions, présentait une soudure des trois premières vertèbres cervicales entre elles et avec les condyles et la partie antérieure du trou de l'occipital.

L'apophyse odontoïde était également soudée en grande partie avec les parties osseuses qui lui correspondent. Les autres vertèbres cervicales étaient parfaitement mobiles les unes sur les autres.

La partie de la colonne cervicale représentée par les premières vertèbres était luxée complètement sur la quatrième, qui faisait saillie en avant. Cette luxation était consécutive à une destruction complète du disque interosseux correspondant, et les surfaces articulaires de la troisième et de la quatrième cervicales étaient dénudées, érodées, et immédiatement appliquées l'une sur l'autre.

Au devant des corps des vertèbres, on trouvait trois poches dans lesquelles il restait un peu de matière caséeuse : l'une, supérieure et médiane, était comprise entre la partie supérieure du grand surtout ligamenteux antérieur répondant aux trois premières vertèbres cervicales et la face postérieure des muscles grands droits du cou ; deux autres poches, situées, l'une sur le côté droit, l'autre sur le côté gauche des quatre dernières vertèbres cervicales se dirigeaient verticalement en bas : elles commençaient supérieurement par un petit pertuis et allaient s'élargissant jusqu'à la première vertèbre dorsale où elles se confonfondaient. Ainsi unies, *elles formaient, au devant des trois premières vertèbres dorsales, une poche qui s'ouvrait dans le poumon gauche.* De ces deux poches, la gauche seule communiquait supérieurement, par un petit pertuis, avec la poche médiane supérieure.

Leurs parois étaient formées en arrière par le corps des vertèbres, dans quelques points érodées, mais généralement recouvertes de leur périoste ; en avant par le ligament vertébral commun antérieur.

Enfin, à la partie antérieure et supérieure du canal rachidien et sur l'apophyse basilaire se trouvait une quatrième cavité, commençant à 2 centim. au devant du trou occipital, s'étendant jusqu'au corps de la 4ᵉ vertèbre cervicale sur les parties latérales duquel elle se bifurquait pour se réunir sur la face postérieure du corps de la cinquième, envoyant des prolongements vers les trous de conjugaison correspondants, mais sans les traverser.

Cette cavité était limitée en avant par la face postérieure dénudée et érodée de l'apophyse basilaire ct des corps des cinq premières vertèbres cervicales ; en arrière par la dure-mère et le ligament vertébral commun postérieur.

Elle communiquait avec les trois poches antérieures par *le trou condylien antérieur droit.* Il est probable que c'est la présence du pus en ce point qui a déterminé, soit une compression, soit une lésion du grand hypoglosse, à laquelle il faut rapporter les phénomènes de paralysie de la langue et de déviation du maxillaire inférieur par suite de la paralysie simultanée des muscles sus-hyoïdiens. Le bulbe est sain, de même que les nerfs qui en partent.

OBSERVATION VIII (résumée).

(GUÉRINEAU. — *Thèse de Paris* 1859).

Mal de Pott cervical inférieur. — Abcès par congestion communiquant avec les bronches. Vomique. — Mort.

Le malade était un jeune homme de 19 ans, chez qui survint une tumeur fluctuante dans la région sus-claviculaire droite. A quelque temps de là, le malade fut pris d'une dyspnée intense avec toux et *eut une vomique abondante*.

La tumeur semblait avoir disparu. Toutefois on constatait qu'elle se reproduisait pendant l'expiration, pour disparaître de nouveau pendant l'inspiration, et l'on percevait à son endroit tous les symptômes des cavernes tuberculeuses, ce qui n'a pas lieu de surprendre.

Le malade mourut, et l'autopsie révéla une carie des dernières vertèbres cervicales, une poche purulente occupant toute la région sus-claviculaire droite *et communiquant avec le poumon et les bronches* par deux ouvertures. Des fausses membranes épaisses avaient empêché l'irruption du pus dans la plèvre.

OBSERVATION IX (résumée).

(DRON. — *Gazette médicale de Lyon.* 1er janvier 1866).

Mal de Pott dorsal supérieur. — Abcès par congestion ouvert dans les bronches, dans l'œsophage et à la peau. — Mort.

La malade était une petite fille de 7 ans qui, depuis un an, avait une gibbosité à la partie supérieure de la région dorsale de la colonne vertébrale. A la fin du mois de septembre un abcès se montra en arrière de la gibbosité ; il acquit des proportions considérables et s'ouvrit spontanément dans les premiers jours d'octobre. L'enfant tousse et l'auscultation dénote des râles muqueux et du gargouillement au sommet du poumon gauche.

L'expectoration, très copieuse, est purulente.

Les selles présentent aussi des mucosités purulentes.

Le 13 octobre, *la malade vomit, en s'éveillant une quantité considérable de pus épais et jaunâtre.*

Quelques jours après, on constate au niveau de la fistule dorsale le passage des boissons et même des aliments solides ingérés par le malade. Ce phénomène se produit surtout au moment de l'inspiration.

Mort le 30 octobre.

Autopsie. — Lésions de la deuxième et de la quatrième vertèbres dorsales. La troisième dorsale a presque entièrement disparu. La moelle est saine, la dure-mère épaissie.

Au niveau de la cavité qui correspond à la troisième vertèbre l'œsophage est intimement uni au ligament vertébral commun antérieur qui est soulevé sur les côtés et a contracté des adhérences avec la plèvre et le sommet du poumon à droite et à gauche. Large perforation sur la face postérieure de l'œsophage.. Un stylet poussé par cette ouverture, sort en arrière par la fistule qui existe à la région dorsale.

Au niveau du poumon droit, épaississement du ligament vertébral et de la plèvre et induration du tissu pulmonaire correspondant avec adhérences de toutes ces parties entre elles. Mais à gauche *le sommet du poumon présente plusiuurs cavernes communiquant entre elles. Le plus considérable contient un séquestre osseux et aboutit à une fistuie se terminant à l'orifice dorsal.*

OBSERVATION X (résumée).

(ALDIBERT. *Revue mens. des mal. de l'enf.* juin 1899).

*Mal vertébral postérieur. — Abcès par congestion. — Fistule
cutanéo-bronchique.*

Une fillette de 13 ans 1/2 entre à l'hôpital avec une fistule
de la région dorsale conduisant dans une collection purulente,
sous-cutanée, développée sur la partie latérale gauche du rachis.
Un stylet introduit dans cette fistule arrive sur un os dénudé et
friable, qui appartient à la troisième apophyse épineuse dorsale
et plus bas sur une autre surface osseuse dénudée qui doit être
l'apophyse transverse de la quatrième vertèbre dorsale.

En faisant le pansement, on s'aperçoit, par hasard, que, dans
un effort de toux, *il s'échappe de l'air par ce trajet fistuleux, et on
découvre ainsi l'existence d'une fistule bronchique.* Cet orifice fistuleux, de calibre si étroit, est constamment obturé par une
goutte de pus ; dans les mouvements respiratoires ordinaires, on
ne constate aucune modification dans cette disposition ; dans les
inspirations profondes et énergiques il n'y a pas non plus de
changement, et la gouttelette de pus obture toujours l'orifice (ce
qui prouve qu'il n'y a aucune aspiration d'air) ; mais, dans l'expiration forcée, dans les efforts de toux, on entend chaque fois
l'air s'échapper de la fistule en produisant un sifflement et en
projetant au loin l'opercule purulent.

L'examen de la poitrine indique une induration des deux sommets (submatité, expiration prolongée et un peu soufflante) ; de
plus, sur le poumon gauche, cette induration s'étend plus bas
et est plus considérable au niveau de la fistule où l'on perçoit
du souffle presque tubaire, de gros gargouillements et de la
bronchophonie.

La malade tousse de temps en temps, mais sans expectora·
tion ; elle n'a jamais craché ni pus, ni sang, ni fragments
osseux.

On fait une contre-incision à la partie déclive de l'abcès dorsal et peu après la malade part pour Berck dans le même état.

Observation XI (résumée).

(Rommelaere. — Journal de méd. de chir. et de pharmacol..de
Bruxelles, 1892. Th. Herzenberg, 1893).

Mal de Pott cervico-dorsal. — Abcès par congestion ouvert dans les
bronches. — Pleurésie consécutive. — Mort.

Un malade âgé de 27 ans, entre à l'hôpital se plaignant d'é-
prouver depuis cinq semaines des douleurs dans la moitié droite
de la tête et de la nuque, et de la gêne dans les mouvements du
cou. Huit jours après l'apparition des douleurs, le malade a
commencé à tousser et à cracher. Pas de vomissements.

L'auscultation montre l'existence d'une caverne en communication avec la bronche droite.

L'expectoration est très abondante, constituée par un liquide
ichoreux, dans lequel nagent des grumeaux purulents nummu-
laires ou ratatinés ; elle est fétide. Fièvre vive. On fait le diagnostic de pleurésie purulente interlobaire ouverte dans la
bronche droite.

Mort un mois après l'entrée du malade à l'hôpital.

Dans les derniers jours de la maladie, il s'était formé un épanchement dans la cavité pleurale droite.

A l'autopsie on trouve à droite un épanchement pleural séreux,
un peu louche, dont la quantité est évaluée à 3 ou 4 litres.

Même épanchement à gauche.

Des adhérences pleurales circonscrivent, vers la colonne
vertébrale, une autre poche remplie de pus. Cette poche s'étend

sous forme d'un boudin entre les deux lobes supérieurs du poumon droit et s'ouvre dans le tissu cavernuleux du lobe supérieur droit. Le pus qu'elle contient a une odeur gangréneuse.

A l'incision du poumon droit, on rencontre au sommet de petites poches purulentes et deux petites cavités renfermant un liquide gangréneux, sanieux.

Observation XII

(Messner. — *Société de chirurgie de Berlin*, 1893).

Mal de Pott dorsal. — Abcès par congestion. — Vomique. — Guérison.

Il s'agit d'un mal de Pott des 5e et 6e vertèbres dorsales avec formation de gibbosité chez un jeune homme de 16 ans.

Il se forma, à droite de la gibbosité, à la hauteur de la 6e dorsale, un abcès qui, à la vérité, était très profondément situé, mais que je crus pouvoir diagnostiquer d'une façon ferme, tant à cause du mauvais état général du malade que par les signes physiques. Je fis une ponction avec un trocart fin, mais malgré deux tentatives et l'emploi d'un aspirateur, je ne recueillis pas de pus.

La nuit suivante *le malade fut pris d'un violent accès de toux et rendit une demi tasse d'un pus séreux contenant des grumeaux caséeux.* A l'examen pratiqué le lendemain matin, on constata la disparition de la matité circonscrite trouvée la veille immédiatement à droite de la gibbesité. Le malade toussa encore pendant environ six semaines et pendant ce temps il rendit encore de grandes quantités de pus.

Il n'avait jamais toussé auparavant et des examens répétés de l'état du poumon n'avaient jamais rien révélé d'anormal.

Peu de temps après que l'abcès se fût ainsi vidé par les bronches, le malade se rétablit si bien qu'il peut reprendre son métier de cordonnier. Depuis trois ans cetta amélioration se maintient et le malade peut-être considéré comme guéri.

Observation XIII

(Hofmann. — *Munchener medicinische Wochenschrift*)

Mal de Pott dorsal. — Abcès par congestion. — Vomique. —
Aggravation.

Un homme âgé de 35 ans, maçon, que je soignais pour une
tuberculose laryngée et une tuberculose pulmonaire chronique
se plaignit un jour de souffrir au niveau de la colonne vertébrale.
En l'examinant un jour, quelques semaines après l'apparition
des douleurs, je constatai l'existence d'une tuméfaction ayant à
peu près le volume d'une pomme, fluctuante, mate à la percussion et située à la hauteur de la cinquième vertèbre dorsale,
entre l'omoplate et le rachis.

A l'inspection on ne trouvait rien d'anormal au niveau de la
colonne vertébrale, mais, quand je pressais vigoureusement sur
les cinquième et sixième vertèbres dorsales, le malade accusait
une notable augmentation de ses douleurs. La ponction exploratrice donna un pus très clair.

Dans la nuit suivante je fus appelé auprès du malade. Je le
trouvai assis sur son lit, très épuisé, en proie à une dyspnée
intense. *Il avait devant lui une cuvette dans laquelle il avait expec-*
toré une quantité de pus assez considérable, mais que je ne pus éva-
luer exactement parce que le pus était mélangé au contenu de l'estomac. Je cherchai aussitôt l'abcès froid que je venais de décou-
vrir, mais il était et resta disparu. Par contre, le malade dont
l'état général s'est considérablement aggravé, expectore aujour-
d'hui encore fréquemment de grandes quantités de pus, qu
vient évidemment des vertèbres cariées.

D'après ce que j'ai observé, je crois qu'il est hors de doute que
l'abcès, s'est ouvert dans une bronche après adossement préa-
lable des feuillets pleuraux et s'est vidé à l'extérieur,

Observation XIV

(*Hofmann. — Loc. cit.*)

Mal de Pott cervical. — Abcès par congestion ouvert dans les bronches. — Expectoration purulente. — Rejet par la bouche d'un liquide injecté dans l'abcès. — Amélioration.

En octobre 1892, je fus appelé chez un malade que je trouvai dans un état de faiblesse extrême. Il se plaignait de violentes douleurs dans le dos et d'une expectoration abondante que rien ne pouvait diminuer. De temps en temps se produisait un terrible râle trachéal après lequel *le malade avait la bouche pleine de pus.*

L'examen me montra un mal de Pott cervical avec une tuméfaction fluctuante et mate à la percussion, grosse comme le poing et située à la hauteur de la douzième (?) vertèbre dorsale. Dans les deux poumons le murmure vésiculaire est normal, sauf au sommet gauche où l'on entend des râles fins. La percussion est normale des deux côtés.

Le malade raconte ce fait important que, il y a 4 ans, un abcès froid provenant d'une carie de la colonne vertébrale s'est ouvert dans la bouche et dans la partie gauche du cou. La plaie s'est cicatrisée après une longue suppuration. mais peu à peu le cou est redevenu douloureux.

Je pratiquai immédiatement l'ouverture de l'abcès dans l'unique espoir de diminuer les souffrances du malade et d'adoucir sa fin. Il s'écoula environ un demi-litre d'un pus épais et les douleurs cessèrent immédiatement. Dès le lendemain, le râle trachéal avait notablement diminué. Les jours suivants je fis le pansement du malade et je trouvai toujours une suppuration abondante. Malheureusement je dus abandonner le malade aux soins de sa famille, sur la demande de celle-ci.

D'octobre 1892 au mois d'avril 1893, je n'entendis plus parler
de mon malade. A mon grand étonnement je le rencontrai en
avril 1893 à l'occasion d'une inspection militaire à laquelle il
devait se présenter. Il paraissait en bon état, bien qu'un peu
pâle. Je l'auscultai et je trouvai un murmure vésiculaire normal dans les deux poumons, sauf au sommet gauche où j'entendis quelques râles disséminés. Au niveau de l'ancien abcès
je trouvai une fistule qui, au dire du malade, livre passage à
des quantités de pus très variables suivant les jours.

La douleur au niveau de la colonne cervicale est plus ou
moins forte suivant que l'écoulement se fait bien ou mal. Le
malade a un excellent appétit, il ne tousse plus et crache très
peu, mais cette fistule intarissable l'inquiète.

J'essayai de faire dans la fistule des injections d'éther iodoformé d'après la méthode de Verneuil, d'abord avec douceur,
puis avec plus de force. Au cours d'une de ces injections, que
je pratiquais en employant une pression assez forte, *le
malade fut pris d'une violente quinte de toux, devint cyanosé et se
plaignit d'avoir dans la bouche le goût de l'éther iodoformé.* Je
renouvelai l'injection un autre jour ; le malade recommença à
tousser et cette fois *je pus facilement reconnaître l'odeur de
l'éther iodoformé dans son haleine.*

Grâce au traitement la sécrétion purulente diminua des deux
tiers, mais cette fois encore le malade m'échappa et je ne sais
ce qu'il est devenu.

Observation XV.

(RÉMY. —*Journ. de clin. et de thér. infant.*, juillet 1896.)

*Mal de Pott de la région dorsale moyenne. — Abcès par conges
tion. — Vomique. — Rejet par la bouche d'un liquide injecté au
niveau de la cuisse. — Guérison.*

Le 25 juin on nous amène au dispensaire de Belleville un garçon de 10 ans qui semble avoir peu d'heures à vivre. Sa face et ses membres sont exsangues, œdémateux, d'une blancheur de cire. Ses traits expriment la souffrance. Il pousse des cris de douleur à chaque mouvement. Il est couché sur le côté droit, la cuisse droite rétractée sur l'abdomen et placée en abduction extrême.

Elle est le siège des douleurs et tous les efforts et toutes les positions du malade tendent à en obtenir l'immobilisation.

L'enfant étant déshabillé avec précaution nous voyons qu'il existe une tuméfaction de la partie supérieure de la cuisse droite, développée surtout du côté interne. Elle présente son maximum de saillie au niveau du petit trochanter.

Là se montre une tache violacée de la peau. Là est le centre de la douleur spontanée qui est continue avec battements et élancements.

La main, appliquée à ce niveau, y constate une élévation de température. Cette tuméfaction est dure. Le doigt y produit une empreinte œdémateuse ; quoiqu'il soit impossible de sentir la fluctuation il est manifeste qu'il s'agit d'un abcès profond.

L'enfant présente les déformations caractéristiques d'un ancien mal de Pott de la région dorsale moyenne. N'est-il pas naturel de penser à un abcès par congestion parti de la région dorsale. ayant suivi le muscle psoas, s'étant étalé dans la fosse iliaque et enfin cherchant à s'ouvrir au niveau du petit trochanter.

L'enfant, âgé de dix ans aujourd'hui, a été atteint d'un mal de Pott à l'âge de trois ans, il a été soigné par la méthode de de Sayre et a porté un corset plâtré pendant vingt deux mois. Il avait paru guéri pendant plusieurs années, puis, il y a quatre mois il avait commencé à souffrir de la hanche. Il s'était amaigri, avait perdu l'appétit.

Mais d'habitude l'abcès par congestion se produit sournoisement, sans vives douleurs, sans fièvre.

Comment se fait-il que nous ayons dans le cas actuel les vives douleurs et l'appareil fébrile d'un abcès phlegmoneux ? N'y a-t-il pas quelques complications ?

Depuis trois jours, nous dit-on, l'enfant est devenu malade. Cet état a coïncidé avec de la toux et de l'expectoration. Il a été pris de petites quintes de toux. Elles se terminent par l'expulsion d'une gorgée de liquide clair, visqueux, mélangé de stries purulentes, et l'odeur des crachats est infecte.

Voilà la complication et nous en chercherons la nature maintenant. L'examen de la poitrine ne révèle pas de pleurésie qui explique une vomique, ni de tuberculose, ni de bronchite qui aurait pu se compliquer de gangrène. On ne trouve dans le poumon droit, par l'auscultation, que des râles de · bronchite très gros. Il faut s'arrêter à l'idée d'*abcès par congestion ouvert dans une bronche*.

Il était indiqué d'ouvrir l'abcès du petit trochanter. Mais je ne me dissimulais pas la gravité d'une semblable intervention. Je prévoyais que pendant la chloroformisation, il pourrait survenir une inondation des bronches par le pus et, à la suite, des accidents de suffocation peut être mortels.

Par précaution, je fais tenir la tête basse et inclinée sur le côté pour faciliter l'issue du liquide au cas où il surviendrait en abondance.

Il n'y eut aucun accident pendant l'anesthésie. Après m'être assuré du siège de l'abcès par une ponction exploratrice, je l'ouvris largement en passant entre le premier et le deuxième adducteur et je plaçai deux gros drains dans l'ouverture.

Il s'écoula une grande quantité de pus non moins fétide que celui de l'expectoration. Le ventre s'affaissa. Les drains conduits par la sonde cannelée s'engagèrent sous l'arcade du psoas jusque dans l'abdomen. L'abcès était donc bien placé dans la gaine du psoas, le pus devait avoir la même origine que celui rejeté par la toux, mais la démonstration devait en être encore plus évidente. Voici comment. Ayant voulu laver la cavité de l'abcès à l'aide d'injections poussées dans les drains, je vis dès la première seringue l'enfant bleuir, asphyxier, puis, *au milieu d'une quinte de toux, un flot de liquide parut à la bouche.*

Il était évident que le liquide envoyé par les drains de la cuisse, traversant la cavité de l'abcès par congestion, était arrivé à la faveur de la position déclive jusque dans le thorax et qu'il inondait les bronches en pénétrant par la perforation qui avait déjà donné issue à la vomique.

Saisissant l'enfant par les pieds, nous le suspendons la tête en bas, nous voyons le liquide injecté s'écouler, puis les accidents de toux et de suffocation cesser. L'enfant fut pansé et rendu à ses parents, Je recommandai de lui mettre la tête haute pour favoriser l'écoulement du pus par les tubes de la cuisse.

L'expectoration fétide cessa immédiatement ; au bout de deux jours l'enfant ne toussa plus.

Il revint, trois semaines après, très amélioré.

OBSERVATION XVI (résumée).

(DUCROQUET. — *Thèse de Paris*, 1898).

Mal de Pott dorsal moyen. — Abcès par congestion ouvert dans les bronches. — Mort.

Il s'agit d'un enfant atteint d'un mal de Pott dorsal moyen, remontant à cinq ou six ans. A la suite du redressement de la gibbosité *l'abcès se rompit dans les bronches*. Le malade présentait une énorme escarre du dos au niveau de la gibbosité. La poche purulente de l'abcès communiquait à la fois avec l'escarre et avec les bronches.

L'enfant est mort avec des escarres multiples et de la gangrène pulmonaire, après être arrivé à un degré de cachexie extrême.

Observation XVII (résumée)

(MÉNARD. — *Etude pratique sur le mal de Pott*).

Mal de Pott dorsal. — Abcès par congestion ouvert à la peau et dans les bronches.

Dans un cas de mal de Pott dorsal, un abcès déjà ouvert à l'extérieur dans la gouttière costo-vertébrale, occasionnait des accidents fébriles. Des injections d'éther iodoformé furent pratiquées dans la fistule afin d'évacuer plus complètement le contenu de la collection. *La malade fut prise d'un violent accès de suffocation en même temps que l'air expiré avait une forte odeur d'éther iodoformé.*

La suffocation finit par s'apaiser, on s'aperçut ensuite que *la malade expectorait une faible quantité de pus.* La malade n'a pas succombé à ces complications. La fistule dorsale s'est fermée, l'expectoration purulente a persisté sans altérer la santé générale. La malade, enfant assistée, âgée de 14 ans, a quitté Berck non guérie.

Observation XVIII.

(PERSONNELLE. — *Publiée dans la Presse, Médicale, du 3 décembre 1902).*

Mal de Pott dorsal moyen. — Abcès par congestion ouvert au pli de l'aine. — Rejet par la bouche d'un liquide injecté dans la fistule. — Mort par tuberculose pulmonaire.

V... Arthur, âgé de 10 ans, entre le 1ᵉʳ février 1900 au Sanatorium de Saint-Pol-sur-Mer, avec le diagnostic de mal de Pott.

Trois mois avant son entrée au Sanatorium, l'enfant, qui avait toujours été bien portant, commence à se plaindre de son dos. On constate alors l'existence d'une gibbosité ; très rapidement l'enfant est atteint de paralysie des membres inférieurs.

A l'entrée du malade au Sanatorium, on trouve une gibbosité assez accentuée, comprenant les 5ᵉ, 6ᵉ, 7ᵉ 8ᵉ et 9ᵉ vertèbres dorsales, la 7ᵉ étant la proéminente. Il existe une paraplégie complète avec incontinence des urines et des matières. L'enfant présente une exagération des réflexes rotuliens et de la trépidation épileptoïde. La sensibilité est très diminuée, mais pas complètement abolie au niveau des membres inférieurs. Pas de tuberculose pulmonaire.

Le 11 juin 1900, on constate l'existence d'un gros abcès par congestion dans la fosse iliaque droite.

Le 19 juin, ponction de l'abcès. Il sort une grande quantité de pus très liquide, mélangé à quelques grumeaux. Injection de vaseline iodoformée au 1/10.

Le 11 juillet l'abcès est reformé. Deuxième ponction suivie d'une injection de vaseline iodoformée

Le 24 juillet l'abcès est devenu fistuleux. Depuis ce moment-là, l'enfant, immobilisé sur un lit de Lannelongue, est pansé deux fois [par semaine. A chaque pansement on fait dans la fistule une injection d'eau oxygénée. Au cours de ces injections on n'a jamais rien observé d'anormal jusqu'au jour où se produisit l'incident qui donne à cette observation son intérêt.

Le 4 octobre 1901, au cours d'un pansement, après une injection d'eau oxygénée dans la fistule située au niveau de l'aine droite, l'injection ayant été poussée avec une certaine force, *l'enfant est pris d'un violent accès de toux.* Il étouffe, devient cyanosé, lorsque tout à coup *il rend par la bouche un peu de mousse blanchâtre ayant absolument l'aspect que prend l'eau oxygénée en ressortant d'une fistule où elle a été injectée.*

L'accès de toux se calme peu à peu et bientôt tout est rentré dans l'ordre. L'auscultation des poumons, pratiquée lorsque le calme est rétabli, ne révèle rien d'anormal. Depuis ce jour là plusieurs injections d'eau oxygénée ont été faites, avec douceur il est vrai, sans que le moindre incident se soit produit.

La radiographie de l'enfant a été faite par M. Vaneste, pharmacien du Sanatorium. Elle montre un abcès peu étalé, traversant . obliquement la fosse iliaque droite du milieu du pli de l'aine, vers la colonne vertébrale et suivant le côté droit du rachis jusqu'au niveau des vertèbres atteintes.

Au commencement de juin 1902, huit mois après l'incident que nous venons de rapporter, voici quel est l'état de notre malade. Enfant amaigri, presque cachectique. Diarrhée fréquente.

La fistule persiste avec une suppuration peu abondante. L'enfant tousse un peu, mais ne crache pas. L'haleine n'est pas fétide.

A l'auscultation, on trouve des signes de tuberculose pulmonaire bilatérale. Au *sommet gauche* l'inspiration est rude, l'expiration est prolongée et soufflante ; il y a du retentissement de la toux et de la voix, et de la matité à la percussion. Au *sommet droit* la respiration est faible ; il y a un peu de retentissement de la toux et de la voix. A la *partie moyenne du poumon droit* on trouve un foyer de râles sous-crépitants humides, annonçant un foyer de ramollissement.

Huit jours après le malade quittait le Sanatorium sur la demande de sa famille et quinze jours plus tard nous apprenions sa mort.

OBSERVATION XIX.

(FABRICE DE HILDEN. — *Thèse de Chénieux.*)

*Mal de Pott dorsal. — Communication du poumon avec le foyer
  vertébral sans l'intermédiaire d'un abcès par congestion.
  — Mort.*

Illud prœterea in hoc cadavere notandum videbatur, quod sexta, septima, octava, nona et decima vertebrae metaphreni, quæ gibbum efficiebant, exesae erant carie, prœcipue autem

septima, octava et nona, quarum nihil prœter exteriores semi-
circulos et eorum processus, quos ego adhuc in musœolo meo
conservo, conspiciebantur. Interiores autem partes harum ver-
tebrarum, in quater aut quinque partes fractas, non sine admi-
ratione in ipsâ mediâ pulmonis substantiâ invenimus. Pulmo
enim in parte quæ dorsum respiciebat, ulcere magno et calloso
laborabat, per quod ea fragmenta in continuo pulmonis motu
attracta fuisse dubium non est.

OBSERVATION XX (résumée).

(PIEDAGNEL. — Thèse de Chénieux).

*Mal de Pott cervico-dorsal. — Pas d'abcès par congestion. — Foyer
vertébral communiquant avec les bronches. — Expectoration de
fragments osseux. — Mort.*

Homme de 20 ans. Mal de Pott dans son enfance. Commence
à tousser à 15 ans. Depuis 2 ans, expectoration de calculs de
matière trophacée blanche, crayeuse et parfois de portions
osseuses du volume d'un pois, ordinairement aplaties, semblant
par leur structure venir des corps vertébraux.

Mort par asphyxie lente.

Autopsie le 25 janvier 1840. Gibbosité commençant à l'apophyse épineuse de la 7e cervicale et comprenant neuf vertèbres
dorsales ; pas d'incurvation latérale ; plus d'espaces intercos-
taux ; les corps des vertèbres étaient soudés entre eux ; la
moelle n'a jamais été comprimée ; dans chaque vertèbre on
trouve une cavité capable de contenir un petit œuf et renfermant un liquide rougeâtre, sanieux, et des fragments osseux.
Sur la partie latérale et antérieure du corps des vertèbres, la
cavité présentait une ouverture d'un pouce environ de diamètre
et son pourtour donnait naissance à une membrane qui, en se
rétrécissant, formait un canal de 4 à 5 lignes de diamètre et de

2 pouces environ de longueur, qui allait s'aboucher directement avec l'extrémité de la bronche droite. Dans le poumon, il y avait des cavernes, mais ne communiquant pas avec les abcès de la colonne vertébrale. La muqueuse de la bronche se continuait dans le canal de nouvelle formation, allait ainsi adhérer au pourtour de la cavité osseuse, et se prolongeait un peu dans son intérieur, elle était d'un rouge violet ; *à sa surface se voyait du liquide semblable à celui contenu dans la caverne des vertèbres, ainsi que des portions osseuses* : une de ces dernières, grande comme une pièce de cent sous, était arrêtée dans la bronche. Les matières tophacées venaient des poumons, les matières osseuses venaient des vertèbres (pendant la vie).

OBSERVATION XXI

(TRIQUET. — *Thèse de Chénieux*).

Mal de Pott dorsal inférieur. — Expectoration de fragments osseux. — Communication entre la bronche gauche et le foyer vertébral.

Malade âgée de 35 ans qui ressentit en 1841, quelques douleurs dans la partie inférieure du dos. Vers la fin de la même année apparut, au niveau du point douloureux, une grosseur, qui augmenta lentement et d'une manière continue, jusqu'en 1846. A cette époque, à la suite d'un effort, la gibbosité devint beaucoup plus apparente. En mai 1847, cette dernière avait encore augmenté ; les douleurs étaient continues, et la malade pouvait à peine se soutenir, bien que les jambes n'aient rien perdu de leur mobilité et de leur sensibilité.

Pendant son séjour à l'hôpital (septembre et octobre 1847) l'expectoration, qui jusqu'alors avait été purement muqueuse, changea de caracère : la malade rendit en abondance des crachats opaques, jaunâtres, inodores, contenant çà et là des parcelles grisâtres, de volume variable, mais plus petits qu'une lentille. *Il était facile de reconnaître la présence de fragments de ver-tèbres*, puisés probablement par une bronche dans un [foyer tu-berculeux de la colonne vertébrale.

Autopsie le 1er décembre 1847. Pleurésie chronique des deux côtés. On trouve quelques tubercules crus, au sommet de chaque poumon ; çà et là, on voit des points où la splénisation est évi-dente ; *les poumons adhèrent fortement l'un et l'autre à la colonne vertébrale* contre laquelle ils sont aplatis.

Immédiatement au-dessus de l'orifice aortique du diaphragme existe une petite tumeur qui soulève l'aorte et l'œsophage, et qui correspond directement à la gibbosité ; le lobe inférieur du poumon gauche adhère intimement à la partie latérale de cette tumeur.

En cherchant par la dissection à isoler l'aorte et l'œsophage, la pointe de scalpel pénètre dans la tumeur, et donne issue à une certaine quantité de matière tuberculeuse ramollie, et mé-langée de détritus osseux, qui rappellent pour la plupart ceux expectorés pendant la vie. En agrandissant cet orifice, on voit une cavité de 4 à 5 cm. de haut formée aux dépens des trois dernières vertèbres dorsales et des fibro cartilages correspon-dants ; l'apophyse épineuse de la onzième vertèbre est tout à fait mobile et ne tient plus que par quelques fibres ligamenteuses insérées à sa base ; les autres parois de cette cavité, fortifiées en avant par le grand surtout ligamenteux antérieur, sont consti-tuées par une membrane de nouvelle formation, d'un blanc rosé de un à deux millimètres d'épaisseur, tomenteuse à sa face interne, lisse et unie à sa face externe.

Une sonde de moyen calibre, engagée dans la bronche gauche, arrive facilement au centre de cette cavité. Ainsi s'explique l'ex-pectoration observée quelque temps avant la mort de la malade.

Observation XXII (résumée).

! (Hayem. — *Thèse de Chénieux*).

Mal de Pott dorsal supérieur. — Abcès du poumon contenant des débris osseux. — Abcès par congestion ne communiquant pas avec le précédent.

Enfant de 2 ans, entré le 22 mars 1865 dans le service de M. Millard.

Gibbosité depuis plusieurs mois, formée par les premières vertèbres dorsales. Paraplégie, mouvements réflexes très prononcés.

Le 15 mai se déclare une coqueluche, gagnée dans les salles.

Le 4 juin, broncho-pneumonie droite grave : souffle et submatité dans les deux tiers inférieurs du poumon droit. Râles sous crépitants dans le reste de la poitrine.

Le 7 juin, souffle et râles des deux côtés, mort.

Autopsie. — Abcès du poumon, immédiatement au-dessus de la bronche droite, de la grosseur d'une petite noix, contenant de nombreux débris osseux et une matière comme calcaire, jaunâtre, un peu sèche. Il est parfaitement limité par une fausse membrane.

L'abcès osseux rempli de la même matière que celui du poumon, a été ouvert en enlevant ce dernier.

Le corps des troisième et quatrième vertèbres dorsales avait disparu, mais on ne pouvait trouver nulle part de granulations ou de masses tuberculeuses.

Observation XXIII (résumée).

(Demoulin. — *Bull. Soc. anat.*, févr. 1887).

Mal de Pott dorso-lombaire. — Rejet de séquestres par la bouche. — Mort. — Communication entre les bronches et le foyer vertébral.

Une malade âgée de 19 ans, atteinte de mal de Pott dorso-lombaire, *rend, à la suite d'une petite quinte de toux, et sans pus, un séquestre et quelque temps après un second,* ayant le volume d'une lentille et à peine rugueux. La malade, atteinte de paraplégie, de tuberculose pulmonaire et d'escarres au sacrum, meurt au bout de quelque temps.

L'autopsie montre que les corps vertébraux de la région lombaire et de la plus grande partie de la région dorsale sont infiltrés de tubercules. Nous trouvons, dans le corps de la huitième vertèbre dorsale sur la partie latérale droite une caverne admettant l'extrémité de l'index et contenant encore quelques débris osseux. Il n'y a pas d'abcès à ce niveau.

La face postérieure du poumon droit adhère intimement, par épaississement de la plèvre, à la colonne vertébrale au pourtour de la caverne osseuse. *Le poumon est ulcéré au point correspondant à la caverne.* En introduisant un stylet par la bronche droite, il sort facilement par la plaie du poumon. Il s'agit bien, ainsi que le prouve l'incision du poumon, de la bifurcation de la trachée à l'ulcération du poumon, d'une fistule bronchique ayant permis le passage des séquestres dans la trachée et leur rejet consécutif par la bouche.

Observation XXIV (résumée).

(Fraenkel. — *Wiener klinische Wochenschrift*, 12 juillet 1888).

*Mal de Pott dorso-lombaire. — Incision d'un abcès par congestion.
— Curetage des lésions vertébrales. — Rejet par la bouche du
sublimé injecté dans la plaie opératoire. — Guérison.*

Un malade âgé de 21 ans, entre à l'hôpital pour un mal de
Pott dorso-lombaire avec abcès par congestion siégeant au niveau des dernières vertèbres dorsales et des premières lom-
baires et atteignant le volume d'un œuf d'oie. La fièvre est
intense, l'état général du malade s'aggrave rapidement. On fait
une ponction et une injection de glycérine iodoformée. Aucune
amélioration.

Le 26 janvier 1888, ouverture large de l'abcès. Curetage des
parois. Au fond de la cavité on aperçoit un petit orifice par
lequel s'échappe du pus et dans lequel on introduit une curette
tranchante. On arrive sur la face latérale du corps de la première vertèbre lombaire. Le doigt, introduit dans l'orifice pénètre dans un foyer intra-osseux ramolli, qui est évidé également.

Il s'écoule à ce moment une certaine quantité de pus. Sous
le contrôle du doigt on poursuit l'évidement jusqu'à ce qu'on
sente nettement dans le fond du foyer la dure-mère rachidienne.
On continue à cureter, mais il se produit une hémorragie vei-
neuse extrêmement abondante, qui oblige l'opérateur à s'arrêter
et à tamponner au plus vite avec de la gaze iodoformée. Lorsque l'hémorragie est arrètée, on réunit les lèvres de la plaie par
quelques points de suture à la soie, en laissant à l'extrémité
inférieure de l'incision un orifice pour la gaze iodoformée em•
ployée au tamponnement. Pansement à la gaze iodoformée.

Au bout de quelques jours, le malade a de la fièvre. Pensant que cette fièvre est due à la rétention du pus, on remplace les mèches de gaze iodoformée par un drain et on fait dans la cavité un lavage avec une solution faible de sublimé.

Pendant le lavage *le malade est pris de dyspnée extrême avec violentes quintes de toux ; il finit par expectorer la solution de sublimé colorée en rouge.* Ce phénomène curieux se reproduisit à un nouveau lavage.

La fièvre et la toux persistent quelques jours encore, puis l'état du malade s'améliore à tous les points de vue, si bien que le 4 février on applique un corset plâtré dans lequel on fait une fenêtre au niveau de la plaie opératoire.

A la fin de mars, le malade quitte l'hôpital guéri. Le 7 avril il est présenté à la Société des médecins militaires de Vienne

OBSERVATION XXV (résumée).

(HERZENBERG. — *Thèse de Paris*, 1893).

Mal de Pott dorsal inférieur. — Vomiques. Mort. — Pas d'abcès par congestion. — Pleurésie interlobaire gauche et pleurésie diaphragmatique droite ouvertes toutes deux dans le poumon.

Une fillette de 13 ans 1/2 atteinte depuis 15 mois d'un mal de Pott dorsal inférieur est prise le 19 août 1893 de fièvre et d'un point de côté très douloureux. Depuis quelque temps déjà l'enfant toussait beaucoup.

A son entrée à l'hôpital on trouve, à la percussion, de la matité qui remonte un peu au-dessus de l'angle de l'omoplate droit ; la sonorité est presque normale du côté gauche. Au sommet droit on trouve un son plus obscur que du côté gauche. A l'auscultation on constate, à la partie inférieure du poumon droit un souffle doux et lointain et l'abolition du murmure vésiculaire. Au sommet du même côté (droit), des râles sous-crépitants. A la palpation on remarque l'abolition des vibrations thoraciques du même côté.

Le lendemain de son entrée à l'hôpital, la malade rend, sous forme de vomique 100 à 150 grammes de pus, et les quelques jours suivants, au matin, mêmes vomiques. Pas de bacilles de Koch dans le pus.

Le 28 août les vomiques cessent et la malade se trouve mieux. A l'auscultation on trouve en ce moment une respiration amphorique et la succussion hippocratique qu'on avait constatée au début a notablement diminué. Au même niveau, à la partie inférieure du poumon droit et en rapprochant un peu vers l'aisselle (droite), on trouve un peu d'égophonie et de pectoriloquie aphone.

La fièvre, qui montait depuis son entrée avec des oscillations de 1° à 1 1/2° jusqu'à 39°8 le 30 août, retomba à 37° le 31 août, se releva encore pendant quelques jours et resta jusqu'au 13 septembre entre 37° et 38°. Du 14 au 18, nouvelle ascension, puis nouvelle descente et ainsi de suite jusqu'au 19 octobre 1893, jour où la malade succomba.

Le 28 septembre, la malade s'était plaint de douleurs au niveau du côté gauche. L'auscultation donna des râles sous-crépitants au niveau du sommet du même côté (dans les régions sus-épineuse et sous-claviculaire). Les crachats renferment des bacilles de Koch en assez grande quantité.

La respiration s'entend à ce moment mieux du côté droit et la matité a notablement diminué, mais l'état général devient de plus en plus inquiétant.

La malade a des sueurs nocturnes et maigrit beaucoup. Une nouvelle ponction exploratrice, faite avec la seringue de Pravaz au niveau de l'angle inférieur de l'omoplate, donne du pus. (Une première ponction avait été faite sous l'aisselle droite, deux jours après l'entrée de la malade à l'hôpital).

Autopsie. — A l'ouverture du thorax on trouve à droite une collection purulente enkystée entre la base du poumon droit et la face supérieure de la portion correspondante du diaphragme. Des adhérences multiples qui unissent le poumon à la paroi costale sont alors détruites, et on constate à la base du poumon un trou qui permet d'introduire deux doigts.

A gauche, on trouve également sur le côté une petite collection purulente s'échappant du poumon qui adhère également à la paroi costale. Ce pus vient d'une caverne située sur la face externe et antérieure du poumon.

A la coupe on constate que le poumon droit est farci de granulations et de petites cavernes. La collection de la base (du poumon) communique avec une grosse bronche qui conduit directement à la trachée. Le lobe supérieur gauche présente également des granulations et, à certains endroits même de petites cavernes. Les autres parties de ce poumon sont à peu près normales. Les ganglions intertrachéo-bronchiques sont hypertrophiés.

Au niveau de la pleurésie purulente, c'est-à-dire à la partie inférieure de la colonne dorsale, on trouve la partie antérieure du corps de plusieurs vertèbres complètement cariée et un peu de pus dans l'excavation. C'est là évidemment la source de la pleurésie diaphragmatique.

Conclusions.

La communication des abcès par congestion avec les bronches est une complication rare puisque nous n'avons pu en trouver que 18 observations indiscutables.

L'envahissement du poumon par l'abcès est toujours précédé de la formation d'adhérences pleurales.

Les signes de l'ouverture de l'abcès par congestion dans les bronches sont la vomique, l'expectoration purulente ; parfois, lorsqu'il existe une fistule broncho-cutanée, le rejet par la bouche d'un liquide injecté au niveau de l'orifice cutané.

Il peut s'établir des communications directes entre le foyer osseux et les bronches sans l'intermédiaire d'un abcès par congestion.

Le rejet de séquestres peut s'observer en cas d'ouverture d'un abcès par congestion dans les bronches, mais il est beaucoup plutôt un symptôme de communication directe entre les bronches et le foyer osseux.

La communication des abcès par congestion avec les bronches est un symptôme d'une signification pronostique grave.

Bibliographie.

Aldibert. — Fistule cutanéo-bronchique dans un cas de mal vertébral postérieur. *Revue mensuelle des maladies de l'enfance*, juin 1889.

Bardinet. — Double abcès par congestion dont l'un s'est converti en tumeur gazeuse. *Revue Médicale de Limoges*, mars 1873.

Barral. — Communication d'un abcès froid d'origine costale avec les bronches. *The Lancet*, 25 février 1837.

Mlle Bouet. — Traitement des abcès tuberculeux de la ostéo-tuberculose et du mal de Pott par les injections de naphtol camphré. *Thèse de Paris*, 1894.

Bouvier. — Leçons cliniques sur les maladies chroniques de l'appareil locomoteur. Paris, 1858.

Chénet. — Abcès avec développement de gaz dans la cavité de l'abcès. *Bulletins de la Société anatomique*, 1877.

Chénieux. — Des abcès par congestion ouverts dans les poumons ou les bronches. *Thèse de Paris*, 1873.

Chipault. — Article *Tuberculose vertébrale* du Traité de chirurgie clinique et opératoire de Le Dentu et Delbet. Tome IV. Paris, 1897.

Chomel. — *Clinique Médicale*. Tome III.

Colas. — Observations sur quelques points du mal de Pott, recueillies à l'hôpital de Berck. *Thèse de Paris*, 1874.

Corbett. — Communication d'un abcès par congestion avec la trachée. *The Lancet*, 7 juin 1834.

Coudroy de Lauréal — Quelques considérations sur le mal vertébral chez l'enfant. *Thèse de Paris*. 1874.

Demoulin. — Rejet par les voies aériennes de séquestres de la colonne vertébrale dans le cours d'un mal de Pott. *Bulletins de la Société anatomique*, 1887.

Denonvilliers. — Article *Abcès par congestion* du Dictionnaire encyclopédique des sciences médicales (Dechambre).

Dieulafoy. — *Manuel de pathologie interne*, tome I. 13e édition. Paris, 1901.

Dron. — Mal de Pott. — Abcès par congestion ouvert dans le poumon et dans l'œsophage en même temps qu'à la région dorsale. *Gazette Médicale de Lyon*, 1er janvier 1866.

Ducroquet. — Traitement du mal de Pott. *Thèse de Paris*, 1898.

Fabrice de Hilden. — Communication d'un abcès par congestion avec le poumon, sans vomique. *Centuriæ primæ*.

Forget. — De la guérison spontanée des abcès froids et des abcès par congestion. *Thèse de Paris*, 1884.

Gooch. — Cases and remarks in surgery (1765).

Guérineau. — Sur un mode de terminaison des abcès par congestion ; ouverture de ces abcès dans les voies aériennes. *Thèse de Paris*, 1859.

Hayem. — Mal de Pott avec pénétration d'un abcès par congestion dans le poumon droit. *Bulletins de la Société anatomique*, 1865.

Heath. — A case of caries of the lower dorsal spine, *in which death followed the rupture of a psoas abcess into the right pleural cavity ; necropsy. Lancet, London*, 1890.

Herzenberg. — Contribution à l'étude du mal de Pott. (Ouverture d'un abcès par congestion dans la cavité pleurale et le poumon, suivie de vomiques). *Thèse de Paris*, 1893.

Hofmann. — Ueber der Durchbruch kalter Abscesse der Thoraxwandung in die Lungen resp. Bronchien. *Münchener medicinische Wochenschrift*, 26 septembre 1893.

Ingelrans. — Les vomiques. *Gazette des Hôpitaux*, 7 mars 1903.

Kirmisson. — Article *Abcès par congestion* du Traité de Chirurgie de Duplay et Reclus. Tome III, 2me édition, Paris 1897.

Kirmisson. — Maladies de la tête et du rachis. Tome III du Manuel de pathologie externe des quatre agrégés. 6e édition. Paris, 1900.

Lacharrière. — Essai sur le traitement des abcès par congestion d'origine vertébrale. *Thèse de Paris*, 1883.

Lannelongue. — Tuberculose vertébrale.

Laugier. — Article *Abcès par congestion* du Dictionnaire de médecine et de chirurgie pratique (Jaccoud).

Levacher. — Mémoires de l'Académie royale de chirurgie. Année 1768, T. X.

Ménard. — Etude pratique sur le mal de Pott.

Ménard et Guibal. — Evolutions anatomique et clinique des abcès symptomatiques du mal de Pott. *Tuberculose infantile*, 15 février 1900.

Messner. — Ueber den Durchbruch kalter tuberculöser Abscesse der Thoraxwandung in die Lungen resp. Bronchien. *Verhandlung der deutschen Gesellschaft für Chirurgie.* Berlin, 1893, p. 128-133.

Michel. Article *Rachis* (pathologie) du Dictionnaire encyclopédique des sciences médicales (Dechambre).

Péchinot. Essai sur les abcès par congestion. *Thèse de Paris* 1818.

Piédagnel. Mal de Pott. Cavité tuberculeuse communiquant avec la bronche droite.
Bulletins de la Société anatomique, 1840.

Richerand. Abcès par congestion ouvert dans les bronches. Nosographie chirurgicale. T. III.

Rommelaere. Mal de Pott par tuberculose vertébrale ; pleurésie interlobaire consécutive. — Onverture dans la bronche ; mort; autopsie. *Journal de médecine, de chirurgie et de pharmacologie de Bruxelles.* 1892, N° 34.

Sabatier. *Journal hebdomadaire de médecine*, 24 janvier 1829.

Simon. *Bulletins de la Société anatomique*, août 1856.

Smith. — *Dublin medical Journal*, janvier 1842.

Smith. — *Archives générales de médecine*, mai 1842.

Stannius. — *Wochenschrift für die gesammte Heilkunde* 1836, (N° 18).

Tavignot. — l'*Expérience*, 13 juin 1844.

TRIQUET. — Abcès par congestion ouvert dans les bronches. *Bulletins de la Société anatomique*, 1842.

VIGNES. — Etiologie, symptômes et diagnostic des vomiques. *Thèse de Paris*, 1874.

VILLEPIQUE. — Mal de Pott. *Thèse de Paris*, 1837.

WHITMAN. — Pott's disease of the thoracic region, in which an abscess war the direct cause of death. *Pediatrics, N. Y. and London*, 1899, p. 200-204.

Tables des matières.

Paris. — Imprimerie de l'Institut de Bibliographie. — xi-1903. — N° 1361.